LA MÉTHODE DU DOCTEUR HOUDRET

Manger
Maigrir
Rajeunir

Entretiens d'Isabelle de Paillette avec
le Dr **Jean-Claude HOUDRET**

Illustré par Jean-Claude Houdret

44, rue du Cherche-Midi – 75006 Paris
Tél. 01 42 22 72 90 – Fax : 01 42 22 65 62

Imprimé en France

I.S.B.N. 2-85922-173-5

LA MÉTHODE DU DOCTEUR HOUDRET

Manger
Maigrir
Rajeunir

Avec ses remerciements, pour son aide,
au Dr Patrick Peraud

DELVILLE
santé

La mise en application de cette méthode et des recommandations prodiguées dans cet ouvrage est, bien sûr, subordonnée à une éventuelle adaptation en fonction des cas particuliers. Aucune responsabilité ne saurait être engagée à la suite de son utilisation ou de sa mise en œuvre erronée.

Du même auteur

Traité d'iridologie médicale pratique, éditions Natazur, 1984.
Les Médecines différentes (ouvrage collectif), éditions du Dauphin, 1986.
Fatigués, êtes-vous spasmophiles ? (avec le docteur Houri), éditions du Dauphin, 1986.
L'Iridologie, M. A. Éditions, 1987.
Dictionnaire des médecines douces, M.A. Éditions, 1988. (Prix du Cénacle médical 1988.)
Johnny la forme (avec Johnny Halliday), I.C.L. éditeur, 1990.
Toujours plus belles, les secrets de la beauté moderne, M.S.I. Guy Trédaniel éditeur, 1992.
Hommage à Ambroise Paré, Livre-Album, Catalogue de l'exposition, 1992.
Mes 101 recettes pour rester mince en cuisinant, Sunrex éditions, 1996.
Ces parfums qui soignent (avec Philippe Kerforne et M. Questin), Presses du Châtelet, 1997.
3D, le meilleur des régimes, Karl Lagerfeld/ Houdret, aux éditions Robert Laffont, 2002. Traduit en allemand, anglais, espagnol, japonais, lituanien.
Spasmophilie, mythe ou réalité (avec Philippe Kerforne) Presses de Valmy, 2003.
Bien se soigner par homéopathie, éditions Solar, 2003.
Les Nouveaux Succès de la médecine par les plantes, éditions Médicis, 2004.
Bien se soigner par les plantes, éditions Solar, 2004.

À paraître :
Le Grand Livre de l'anti-âge, éditions Médicis.

Introduction

L'objet de cet ouvrage…

Isabelle de Paillette : Pourquoi avez-vous décidé d'écrire un nouvel ouvrage ayant pour thème la réduction pondérale, alors qu'un nombre considérable de publications sont éditées, tous les ans, sur ce sujet ?

Dr Jean-Claude Houdret : Le fait que chaque année sortent de nouvelles publications traitant de l'amaigrissement, prouve qu'aucune d'entre elles n'a réellement résolu le problème ! Quand un sujet est traité d'une façon définitive, on ne revient plus dessus et on passe à autre chose. Ma conclusion, c'est donc que depuis de très nombreuses années, plusieurs dizaines d'années, médecins et chercheurs n'ont pas trouvé la solution. Or, en matière d'amaigrissement, tout le monde se croit autorisé à donner son avis : chanteurs, écrivains, danseurs de claquettes ou médecins !

Je ne vois donc pas pourquoi je ne donnerais pas mon avis, et ce d'autant plus que l'ouvrage publié, en 2002, intitulé *Le meilleur des régimes* a montré que ma façon de voir les choses était certainement intéressante puisque efficace.

I.D.P. : Est-il facile de parler d'un régime amaigrissant quand, chaque printemps, fleurissent dans les magazines une pléthore de régimes promettant monts et merveilles à ceux ou celles qui les suivent ?

Dr J.-C. H. : Non, ce n'est pas facile car ce que j'ai à dire va tout à fait à contre-courant non seulement de ceux qui promettent monts et merveilles, mais aussi de ceux qui publient des livres, après être devenus minces, à grand renfort de chimie ou d'autres choses. En effet, ceux-là se sont bien gardés de publier un nouvel ouvrage dans les trois, quatre ou six années qui ont suivi, pour expliquer au grand public pourquoi ils avaient repris les 20, 30, 40 kilos perdus !

Quoi qu'il en soit, ma méthode est d'une extrême simplicité et qui, par là même, peut paraître simpliste aux esprits compliqués, mais qui est tout à fait efficace, à une seule condition : la suivre…

I.D.P. : À quelles difficultés craignez-vous de vous heurter en écrivant cet ouvrage ?

Dr J.-C. H. : À l'incrédulité ! Ou, autrement dit, au désintérêt des personnes qui raisonneraient comme vous, en se disant : “ Encore une nouvelle promesse ! Y en a marre ! Cela suffit ! J'ai déjà essayé la méthode Soupe aux choux, la méthode du Dr Abra ou celle du Dr Cadabra et cela n'a jamais marché… Donc à quoi bon ! ”

Bien évidemment, il existe aussi d'autres obstacles : les mauvais esprits, les moqueurs, les auteurs jaloux… mais je les qualifierai de “ difficultés habituelles ” ! Néanmoins, la difficulté principale reste l'incrédulité.

I.D.P. : Pouvez-vous nous dire quelques mots au sujet de l'ouvrage *Le meilleur des régimes* que vous avez cosigné ?

Dr J.-C. H. : C'est cet ouvrage qui me donne l'énergie, et peut-être aussi la crédibilité et l'espoir d'être bien perçu au moins par le grand public, car je n'en attends pas autant de la part des élites. Je vous renvoie pour plus amples renseignements à la lecture de cette " œuvre " intéressante.

I.D.P. : En quoi pensez-vous, aujourd'hui, apporter quelque chose de nouveau ?

Dr J.-C. H. : Pour répondre correctement à cette question, il me faut reparler quelques instants de *Le meilleur des régimes*. Aujourd'hui, je reviens sur le même thème pour tirer la quintessence de cette expérience, afin de faire profiter tous les lecteurs de mon nouvel ouvrage. C'est en cela que ce livre apporte quelque chose de nouveau : il concerne tous ceux qui veulent perdre du poids et non plus seulement un individu. Toutefois, je tiens à préciser que si *Le meilleur des régimes* raconte l'aventure et la méthode que j'ai employée, je n'ai pas inventé cette méthode pour cette occasion. En effet, je l'utilise depuis de nombreuses années et elle est, avant tout, le fruit de mon expérience et de mon appréciation des choses, ainsi que de ma façon d'appréhender ce sujet.

La méthode Spoonlight

I.D.P. Pourquoi mettez-vous plus spécifiquement l'accent sur cette méthode que sur une autre, à l'heure des régimes multiples et variés ?

Dr J.-C. H. : Tout simplement parce que c'est la mienne ! J'ai conçu moi-même cette méthode, ainsi que les produits que je préconise. En fait, j'ai créé la méthode Spoonlight, à la demande d'une société qui m'a sollicité il y a une dizaine d'années pour que je participe à l'élaboration d'une gamme de compléments nutritionnels à base de plantes. Un des buts recherchés était de créer une méthode minceur naturelle et " végétale ". C'est ce que j'ai fait avec la méthode Spoonlight qui allie compléments alimentaires à base de protéines aux compléments nutritionnels à base de plantes, de vitamines et de minéraux. J'ai eu la chance de pouvoir réaliser le rêve de bon nombre de praticiens, c'est-à-dire mettre au point les produits que j'avais l'intention d'utiliser. J'ai donc eu l'extrême privilège de faire à peu près pleinement ce que je souhaitais. Vous comprendrez alors aisément que je n'ai aucune envie de vous parler d'une quelconque autre méthode, qui forcément me paraît bien moins intéressante et concluante que celle que j'ai pu moi-même contribuer à mettre au point. Enfin, vous parlez de régimes " multiples et variés " mais justement, et au risque de me répéter, le fait qu'ils soient multiples et variés prouve bien que, jusqu'à présent, aucune méthode proposée n'a su démontrer qu'elle était parfaite !

I.D.P. Pouvez-vous très brièvement nous exposer le principe général de votre méthode ?

Dr J.-C. H. : Ma méthode repose sur trois axes principaux que j'appellerai les " tripodes ".

Il s'agit tout d'abord du " recentrement alimentaire ", puis des " compléments nutritionnels " et enfin de " l'exercice physique et de l'organisation de la vie en général ".

Par " recentrement alimentaire ", j'entends le fait d'abandonner les habitudes alimentaires qui sont les vôtres, et qui ont fait que vous êtes devenu progressivement gros ou grosse, pour adopter de nouvelles habitudes qui vont vous permettre de **mincir** et de **rester** mince ! Étant entendu que le jour où vous reviendrez à vos anciennes habitudes (ce qu'on appelle communément : " manger normalement " ! c'est-à-dire n'importe comment), vous redeviendrez largement aussi gros qu'avant ! Et vous aurez alors perdu votre temps et votre argent.

Les compléments nutritionnels que je préconise se divisent en deux parties :

- d'une part, des produits alimentaires adaptés, autrement dit des comestibles à base de protéines que l'on utilise en petites quantités et non pas pour faire des diètes protéiques qui sont des imbécillités ;
- d'autre part, les compléments nutritionnels à base de plantes, destinés à freiner l'appétit ou à modifier les absorptions dans l'organisme, par exemple, des sucres et des graisses ou encore à favoriser l'élimination des déchets, des urines...

Enfin dernier point, j'ai parlé de " l'exercice physique et de l'organisation de la vie en général ". Cela signifie qu'il faut adapter un minimum d'exercice physique à sa vie, quel que soit son âge, et vivre d'une façon la moins désagréable possible, en d'autres termes le moins contrarié, le moins stressé possible car ce sont des facteurs de grossissement et de frustration, comme nous le verrons plus loin.

Un ouvrage destiné à tout le monde…

I.D.P. : À qui s'adresse cet ouvrage ?

Dr J.-C. H. : À vous, à vos parents, à vos enfants, à votre famille, à votre entourage, bref, à tout le monde : qu'il soit riche, pauvre, français ou étranger ! Je n'écris pas uniquement pour les personnes connues, contrairement à ce que certains mauvais plaisants ont essayé de faire croire. Je sais parfaitement que les gens n'ont pas plusieurs cuisiniers à leur disposition, mais qu'ils travaillent beaucoup, qu'ils rentrent chez eux tard le soir, qu'ils sont fatigués, souvent partiellement abrutis de travail et que leur vie n'est pas aussi facile que cela ! C'est donc pour eux que j'ai écrit ce livre.

I.D.P. : Ne pensez-vous pas que ce livre peut intéresser une population plus large qu'on ne le pense ?

Dr J.-C. H. : Bien sûr ! Il est évidemment destiné à toucher un large public. D'abord, il y a ceux qui pensent, à tort ou à raison, qu'ils doivent perdre du poids, ou que cela leur ferait du bien, ou encore qui en ont tout simplement envie.

Mais, il y a également ceux qui sont contents d'être à un poids convenable (je ne dis pas normal parce que " normal ", ça ne signifie rien !) et qui peuvent très bien, par simple curiosité, lire mon livre. Ils peuvent éprouver le désir de connaître ce que pense un médecin qui a une certaine originalité ou, plus simplement, de lire ce que pense le médecin connu pour un succès spectaculaire.

Il me semble donc que cet ouvrage a de quoi amuser et / ou intéresser, à divers degrés, beaucoup de gens.

J'ajoute qu'il y a une nouvelle catégorie de personnes susceptibles d'être particulièrement intéressées, et vous en savez quelque chose, vous, ma chère Isabelle : celle des fumeurs qui, en arrêtant la cigarette, redoutent de prendre de nombreux kilos. Ces personnes, qui toute leur vie ont été minces en fumant un ou deux paquets de cigarettes par jour, ont pris conscience, devant l'augmentation du prix du tabac, ajoutée aux campagnes ministérielles de communication, qu'elles étaient en train de se suicider. Elles ont donc décidé d'arrêter de fumer. Mais il n'en demeure pas moins vrai qu'elles sont hantées par la crainte de prendre du poids. Ces personnes-là sont de nouveaux “ patients ” qui peuvent être intéressés à titre préventif par ce que j'ai à dire.

Au passage, je vous signale qu'il existe une méthode simple et radicale pour arrêter de fumer : c'est celle que j'emploie pour mes patients. Je leur pose une agrafe dans l'oreille (c'est fondé sur le principe de l'auriculo-thérapie) et des stylets dans le nez (c'est basé sur le principe de la réflexothérapie). Certes, ce n'est pas très agréable mais, en une seule séance, les patients qui subissent ce traitement ont 90 % de chances d'être définitivement débarrassés de leur sale manie ! En revanche, il est vrai qu'ils risquent d'être en proie à quelques tentations de compensation par des bonbons ou de l'alimentation, mais tout cela peut se régler de façon très aisée.

Éducation et alimentation, deux notions étroitement liées...

I.D.P. : L'un des objectifs de votre livre est-il prioritairement de bien éduquer pour bien manger ?

Dr J.-C. H. : La question que vous me posez est une question académique ! “ Bien éduqué ”, cela signifie que je suis un éducateur et je ne suis pas sûr de me sentir la fibre éducatrice dans le sens traditionnel du terme. Je n'ai, en effet, pas trop envie de faire des cours magistraux ! Je pense qu'une bonne éducation est une éducation qui passe par l'exemple. Si vous donnez un exemple déplorable à vos enfants, si vous vous tenez vous-même à table comme un cochon et que vous vous habillez comme un singe, ne vous étonnez pas que vos enfants fassent pareil !

Dans le domaine du surpoids, l'éducation passe aussi par l'exemple. Malheureusement je ne pense pas être personnellement un exemple suffisamment intéressant pour que les gens le suivent. Mon exemple emblématique est un exemple qui déclenche des envies ou qui permet de cristalliser des potentialités latentes chez certains. Clairement, il y a un certain nombre de personnes qui, plus ou moins confusément, pensent depuis un certain temps : “ Ça ne va pas... Je ne suis pas comme je devrais être... Je me sens mal... ” et qui, voyant les résultats de ma méthode à la télévision ou dans la presse, se disent : “ Pourquoi eux et pas moi ? ”

L'éducation passe donc, avant tout, par l'exemple. Ensuite évidemment vient la parole ou, autrement dit, l'explication. C'est à ce moment-là que j'interviens : j'explique ce qu'il faut faire et ce qu'il ne faut pas faire. Or, pour dire ce qu'il faut faire et ce qu'il ne faut pas faire, je ne suis pas branché directement sur le bon Dieu : je dois comprendre le problème de chacun avant de pouvoir suggérer des solutions. Je dois parler avec le patient, prendre le temps d'explorer ses habitudes, ses goûts, me faire ma propre idée sur sa personnalité et, ensuite, l'orienter et lui donner des conseils. Il s'agit souvent du même genre de conseils, mais qui sont toujours individualisés, en fonction de ce que m'a dit la personne qui est face à moi.

Si l'éducation est alimentaire, elle devrait aussi être plus générale et aller jusqu'au comportement en société ! Mais cela n'est pas mon rôle et peut-être d'ailleurs les gens le refuseraient-ils. Il n'en demeure pas moins que si l'on voulait être logique et faire de l'" éducation ", il faudrait aller jusqu'au bout et ne pas s'arrêter aux apparences comme on le fait en général, car c'est plus simple et moins contrariant !

Chapitre I

À PROPOS DE L'OBÉSITÉ

L'obésité, un enjeu de santé publique

I.D.P. : L'obésité, est-elle, selon vous, un problème mondial de santé publique ?

Dr J.-C. H. : L'obésité est un problème de santé publique, au même titre que la famine. Pour la bonne raison que la moitié du monde meurt de faim et l'autre moitié d'indigestion ! Ce qui est remarquable, c'est que les peuples passent d'un état à l'autre d'une façon ultra rapide. Il suffit de constater ce qui arrive à un pays lorsqu'il quitte un régime politique qui le sous-alimentait, pour être alors inondé de produits de consommation, notamment de produits alimentaires, par les États-Unis, pays dit du monde libre !

Dans cette situation, les gens donnent libre cours à leur appétit et se ruent sur la nourriture. Ils passent brutalement d'un état de maigreur, voire squelettique, à celui d'obésité, ce qui ne va pas sans poser de nombreux problèmes.

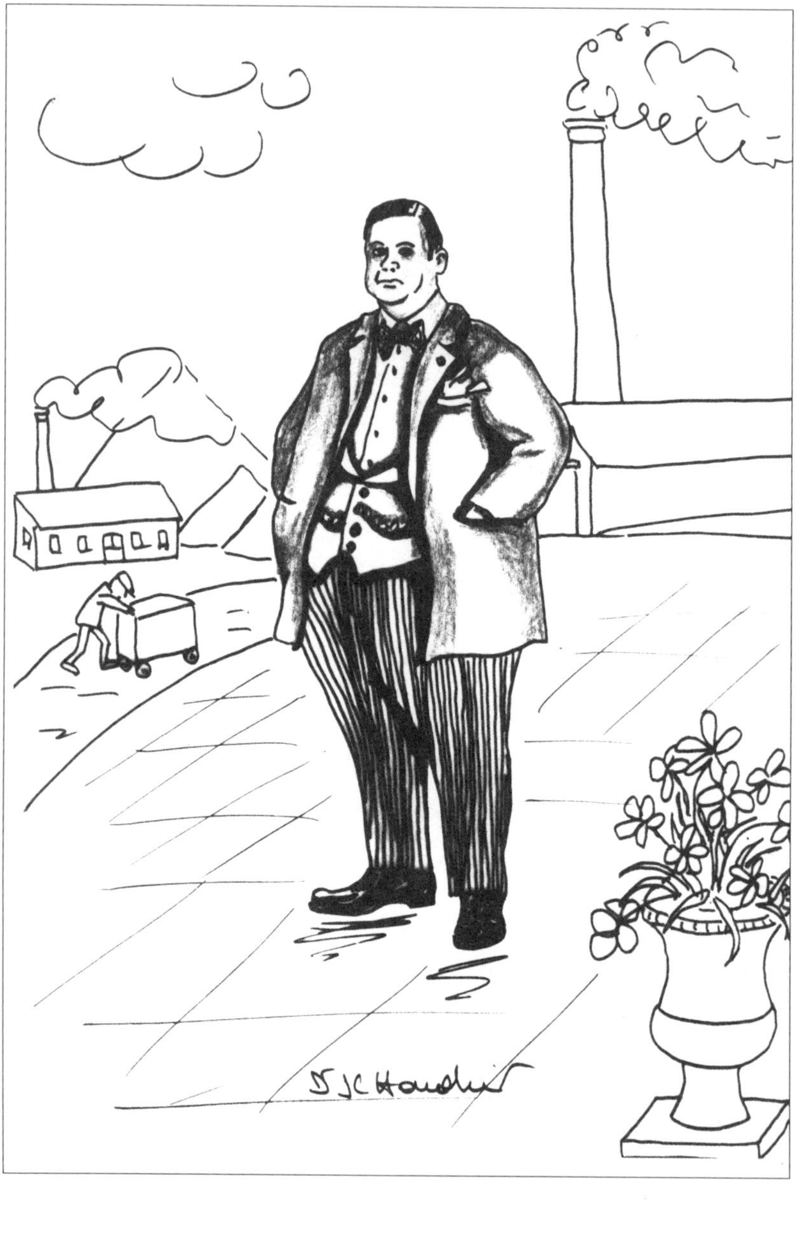

Par ailleurs, cela montre aussi que l'obésité n'est pas uniquement un problème propre au monde occidental, comme certains ont tenté de le faire croire, mais qu'elle est plus l'apanage de ceux qui ont facilement accès à une nourriture abondante, peu onéreuse et qui, surtout, n'ont pas reçu l'éducation qu'il convient pour pouvoir refréner leurs pulsions pour le goût du sucré et du gras. Cette frénésie du sucré ou du gras n'est d'ailleurs pas un fait nouveau car tous les peuples du monde, même les plus primitifs, y ont toujours été sensibles.

En Occident, ceux qui peuvent laisser libre cours à ce sucre et à ce gras sont ceux qu'on appelle les “ défavorisés du monde occidental ”, c'est-à-dire les pauvres ! Cela n'a d'ailleurs rien d'étonnant puisque, paradoxalement, c'est l'alimentation la plus calorique (nouilles, pain, riz, sucre, pommes de terre, que sais-je encore…) qui coûte le moins cher ! Il est donc assez logique que ceux qui ont peu d'argent, et qui ne peuvent accéder à autre chose, laissent courir leur instinct et se goinfrent de tout ce qu'ils peuvent, laissant aux autres pour distraction la maxime de la duchesse de Windsor : “ Toujours plus riche, toujours plus maigre ! ”

Tout cela vous explique aisément pourquoi il existe aux États-Unis des ghettos d'obèses, noirs et chômeurs.

I.D.P. : Mais pourtant, autrefois, les personnes riches étaient assez enrobées !

Dr J.-C. H. : Dans le passé, le surpoids, voire l'obésité étaient effectivement un signe de richesse puisque tout le monde crevait de faim ! Ceux qui étaient gras étaient donc forcément riches. D'ailleurs, il en va encore ainsi en Afrique où avoir le “ ventre administratif ” signifie que la personne ventrue est fonctionnaire dans une administration, qu'elle est donc sûre de toucher son salaire… et qu'elle peut ainsi bien manger ! Le “ ventre administratif ” est là-bas, comme dans les pays émergents, un sujet d'envie, de respect et non de moquerie…

I.D.P. : Pourquoi le phénomène est-il plus important aux États-Unis qu'en France ?

Dr J.-C. H. : Tout d'abord, les Américains sont plus nombreux que nous et les écarts sociaux plus tranchés que chez nous : le nombre de personnes qui se consolent en mangeant est donc plus important. Mais ce n'est pas l'unique raison : revenons au problème de l'éducation ! Aux États-Unis, la permissivité, dans certains endroits et dans certains milieux, fait que les enfants sont élevés à l'état quasi sauvage : ils peuvent s'empiffrer tout à loisir de hamburgers, de crèmes glacées, de sodas, de *fried patatoes*, de *pop corn*… Résultat : à 6 ans, ils sont déjà trop gros ; à 10 ans, ils sont devenus obèses ; à 15 ans, ils sont “ obèses-morbides ” et à 30 ans, nous avons tout lieu de penser qu'ils seront probablement morts ! L'Histoire nous le dira puisque nous n'avons pas encore suffisamment de recul aujourd'hui.

Je tiens cependant à souligner que s'ils sont toujours de ce monde, il appartiendra à la société de les prendre en charge, à grands frais. Celle-ci se verra, en effet, dans l'obligation de soigner leur diabète, de déboucher leurs coronaires et leurs artères des jambes ainsi que d'équiper les transports en commun de sièges spéciaux !

Dès lors des choix s'imposent ! Ils ne sont pas médicaux mais politiques, et les Américains y sont déjà confrontés. Mais, croyez-moi, cela va venir à grands pas en France.

I.D.P. : Justement, quelle est la situation en France ?

Dr J.-C. H. : Elle est inquiétante ! Aujourd'hui, la population d'obèses ne cesse de croître pour les raisons que je viens d'évoquer. Il est certain qu'au sortir de la guerre de 1939-45, avec quatre ans de navets et de rutabagas dans l'estomac, il y avait peu d'obèses. Puis, jusqu'en 1950, il y a eu des tickets de rationnement, ce qui ne favorisait pas non plus la prise de poids !

Ensuite, au fur et à mesure que la situation s'est améliorée et que le niveau de vie a progressé, les gens ont mangé plus et mieux (ce qui est une bonne chose en soi) mais peut-être trop !

Vint ensuite le temps de l'américanisation, avec sa fleuraison des *fast-foods* et des nouvelles habitudes alimentaires, le soda sucré coulant à flots avant l'apparition récente du *light*. Avec, pour résultat, une multiplication progressive des obèses dans la génération qui a suivi la guerre. Cette génération dite du “ baby boom ” est celle des parents qui, ayant subi toutes sortes de privations, ne se sentaient pas le cœur de limiter et de rationner leurs enfants. Ils ont de ce fait basculé de l'autre côté et favorisé une surconsommation. D'où cette image publicitaire bien connue du bébé Cadum français nourri à la Blédine, au visage rond, au ventre gonflé, aux fesses rebondies et aux mains potelées ! Aujourd'hui, ces bébés ont 65 ans et souffrent probablement de diabète, d'arthrose, leur poids affiche 10, 20 ou 30 kilos de trop et ils sont bien embêtés.

Et maintenant, que va-t-il se passer en France ? Je ne suis pas devin et ne peux donc dire avec certitude ce que sera l'avenir. Mais, fort de mon expérience, je peux vous certifier que la dérive va aller dans le même sens qu'aux États-Unis : on s'achemine tout droit vers une augmentation progressive de l'obésité dans notre pays. Par ailleurs, l'inadaptation de la réponse médicale aux personnes qui souhaitent maigrir, favorise cette situation. Ils sont déçus et on ne leur propose que des solutions non réalistes et / ou non applicables. Pis, pour certains, on leur assène ce qu'ils n'ont pas envie d'entendre !

En résumé, je ne crois pas une seule seconde que le nombre des obèses ira en diminuant, bien au contraire !

I.D.P. : Cette augmentation a-t-elle un impact économique ?

Dr J.-C. H. : Bien sûr ! Un impact économique positif dans le sens où la consommation dans les supermarchés est massive. Il n'y a qu'à se référer au Caddie du samedi dans lequel s'entassent les courses d'une famille de quatre personnes pour la semaine... C'est pour le moins impressionnant et édifiant ! Par voie de conséquence, l'économie de l'alimentation profite très certainement de ce phénomène. Il faut peut-être aussi y ajouter les marchands de vêtements, puisque les gens sont obligés de changer de taille de pantalon plus rapidement ! Mais ce sont bien là les seuls aspects positifs que je vois à cette augmentation.

Les aspects négatifs sont sans doute plus évidents sur le plan médical, car la médecine et les soins médicaux ont un coût de plus en plus élevé. On sait que l'obésité favorise très clairement et très nettement le diabète, l'athérosclérose, les problèmes rhumatismaux et les conséquences du diabète : complications oculaires, rénales, artérielles. Elle favorise également l'hypertension, qui entraîne des accidents vasculaires cérébraux laissant les gens gâteux ou hémiplégiques, voire les deux à la fois ! Quand ces obèses meurent, ce n'est que demi-mal puisque leurs souffrances sont définitivement abrégées. Ce qui profite alors aux pompes funèbres. Mais quand ces obèses ne succombent pas, il faut les soigner très longtemps puisque, grâce à notre médecine moderne, on peut faire des miracles : pontages, débouchages d'artères... Tous ces actes sont extrêmement onéreux et, pendant qu'ils se soignent, ces patients ne travaillent pas et ne cotisent pas ! Ils coûtent donc une fortune à la société : c'est l'un des aspects négatifs majeurs de l'obésité !

I.D.P. : La politique de prévention mise en place par les autorités internationales et nationales est-elle suffisante pour venir à bout de ce fléau ?

Dr J.-C. H. : Je serais assez curieux que vous me montriez la politique de prévention mise en place par les autorités nationales dont vous me parlez ! Car ce ne sont pas les quelques plaisanteries du genre : “ Vous devez manger cinq fruits et cinq légumes par jour ” qui vont changer les choses. Je peux vous affirmer que cette façon de dire ne donne non seulement pas envie d'en manger mais, qu'en plus, elle me donne surtout l'impression que l'on prend la population pour un ramassis de crétins !

Maintenant, pour ce qui est de la politique internationale, je ne peux pas juger. Je crois savoir qu'aux États-Unis, les fasts-foods commencent à avoir des procès. Que des habitués de ces lieux leur opposent qu'ils sont devenus aujourd'hui obèses et diabétiques à cause de la nourriture trop grasse et trop sucrée qui y est servie. Ces procès sont d'ailleurs exactement du même type que ceux qui sont faits aux compagnies de tabac par des fumeurs atteints du cancer du poumon.

Je pense donc qu'il n'y a pas plus de politique de prévention nationale qu'internationale pour plusieurs raisons : tout d'abord parce que c'est trop compliqué et que cela risquerait de déplaire à la population. Pensez donc, ma chère Isabelle, les politiques sont beaucoup plus enclins à assurer leur succès aux élections, qui se répètent tous les trois ans environ, qu'à mettre en place des mesures pour faire maigrir des gens qui ont envie de “ bien ” manger, c'est-à-dire de bien se taper la cloche ! Enfin, personne n'a envie de se mettre à dos toute la population qui en vit : du cultivateur au boutiquier, en passant par l'éleveur et le propriétaire de supermarché !

Le jour où la situation deviendra véritablement catastrophique, alors peut-être que les autorités prendront des mesures comme celles qui viennent d'être adoptées pour le tabac... Allez savoir ? Pour sauver les gens des conséquences de la gourmandise, nous verrons peut-être, un jour, la création d'une taxe sur le sucre ou le retour des tickets de chocolat. Naturellement cela paraît plutôt humoristique aujourd'hui.

Quoi qu'il en soit, j'affirme qu'une véritable politique de prévention n'est pas pour demain !

Une société schizophrénique !

I.D.P. : Pensez-vous que l'obésité puisse avoir des conséquences sociales pour la personne qui en souffre ? Et si oui à quels niveaux ?

Dr J.-C. H. : En disant “ la personne qui en souffre ”, vous sous-entendez que la personne obèse a attrapé ça comme on attrape la grippe ! C'est-à-dire qu'elle subit l'événement, sans avoir pris part à sa constitution. C'est tout à fait faux ! Car les obèses, à part de très rares cas, sont ce qu'ils ont bien voulu devenir, et demeurent ce qu'ils veulent être ! S'ils ne s'étaient pas goinfrés, pardonnez-moi l'expression, ils ne seraient pas obèses. Et s'ils ne continuaient pas à se goinfrer, ils ne le resteraient pas ! Ils ne souffrent donc pas de leur obésité mais des conséquences de ce qu'ils se sont laissés devenir.

Les conséquences sociales de l'obésité sont multiples. On peut tout d'abord y ranger les problèmes d'ordre familial comme le divorce. Un obèse n'est pas à l'abri de voir sa dame se laisser aller à une aventure avec un homme plus mince et si elle y trouve plus de satisfaction, il se peut qu'elle ne revienne pas... Ce genre de situation n'a rien d'exceptionnel. Et réciproquement : ce qui est d'ailleurs plus fréquent ! En effet, certains messieurs d'une cinquantaine d'années ont tendance à préférer fréquenter des jeunesses de 50 kilos plutôt que leurs « légitimes » alourdies par l'âge et les grossesses ! Cette conséquence, si elle prête à sourire, n'est pas mineure puisqu'elle est elle-même source d'autres problèmes d'ordre professionnel : absentéisme, troubles dépressifs, troubles scolaires et, pour finir, obésité puisque lorsqu'on est malheureux on déprime, on ne va pas travailler et on bouffe !

Autre conséquence de l'obésité : une moins bonne résistance à l'effort. Résultat : le sujet fait moins bien face à ses obligations sociales et professionnelles, ce qui le conduit à un moins bon rendement comparé à celui d'une personne mince, donc à une moins bonne réussite, peu ou pas de promotion, un sentiment d'échec, de la déprime...

Le concept de l'obèse est mal vécu par la société, car être gros c'est moche, ce n'est pas chic, c'est ringard ! Or le comble, c'est que la société est totalement ambivalente : d'un côté, elle prône, à grand renfort de messages publicitaires, la dégustation à heures régulières de délicieux coupe-faim chocolatés et autres confiseries fourrées de génoise ou de bon miel de nos bonnes abeilles, et de l'autre, elle vous traite de " gros con " si vous pesez 10 kilos de trop, de " sale con " pour 20 kilos de trop et de " grosse vache " pour 30 kilos de trop !

Là encore, comme d'habitude, notre société est schizophrénique : elle prône un principe, mais dans la réalité, il se passe tout autre chose ! Le " socialement correct " dit qu'il faut bien manger : de bonnes céréales vitaminées au chocolat le matin et, aux repas, une bonne entrée, une bonne viande, de bons légumes, du bon beurre, de bons fruits, du bon fromage, de bons produits de nos agriculteurs. En même temps, il faut rester mince comme un mannequin et belle comme Claudia Schiffer.

Ce n'est pas possible. Et il n'est pas vrai, non plus, que l'on puisse bien manger et rester toujours mince comme à 20 ans, même s'il existe quelques exceptions, évidemment. Il y a une dichotomie entre nos dires et nos actes : on souhaite une chose, mais on en réalise une autre. On vous met dans la tête qu'il faut à la fois manger et rester mince, car l'image de la grosseur est associée à la pauvreté et à la médiocrité. D'ailleurs, dans les sphères intellectuelles, il est courant d'entendre qu'un gros ne peut avoir un poste à responsabilité : puisqu'il est incapable de se contrôler lui-même, on ne voit pas comment il pourrait contrôler les autres !

Socialement, cela va loin… Jusqu'à conduire le gros au chômage, le mener à l'éviction sociale ! Et même à l'éviction familiale : il peut se faire éjecter de sa famille aussi bien que de la société.

Tout cela n'est pas vain et j'insiste sur cette schizophrénie ambiante, que je trouve franchement très inquiétante pour l'avenir, ne serait-ce que pour le stress que génère la dualité entre le virtuel (désir d'être plus mince et mode) et la réalité (nécessité de manger comme on peut, souvent trop riche) !

Les mécanismes clés de la prise de poids

I.D.P. : Avant d'aborder les facteurs qui interviennent dans la prise de poids, pouvez-vous nous définir ce qu'on appelle le " surpoids " et nous dire à partir de quand on doit s'inquiéter ?

Dr J.-C. H. : Avant toute chose, je voudrais préciser qu'il n'existe pas de poids idéal ! La notion même de poids idéal est totalement artificielle. En fait, c'est une invention des compagnies d'assurances américaines qui, dans les années cinquante, se sont fondées sur des statistiques de morbidité et de mortalité pour établir des barèmes. En fonction de l'âge et de la taille d'un individu, ces compagnies ont défini le poids " idéal " qu'il devait avoir pour risquer le moins de problèmes de santé possibles. Par la suite, ce schéma a été un peu affiné puisqu'on a pris en compte le poids du squelette (léger, moyen ou lourd) pour établir de nouveaux barèmes. Puis à cette distinction est venue s'ajouter celle du sexe.

Pour moi, le bon poids, c'est le poids où l'on se sent bien ! Si le poids d'une personne lui convient et qu'elle présente une surcharge pondérale de 5 à 10 kilos par rapport aux standards, à part lui dire que son poids est un peu excessif, je ne vois rien d'autre à faire. Si véritablement elle se sent bien ainsi, pourquoi diable voulez-vous qu'elle entame un régime ?

Le problème est différent si elle se sent mal dans sa peau et émet le souhait de maigrir. Mais, il faut que ce soit un véritable désir personnel : on ne perd pas du poids pour faire plaisir à son médecin ou à son voisin de palier ou encore à son employeur... Sauf peut-être à sa femme !

C'est une affaire qui se règle entre soi et soi ! L'unique personne qui puisse décider de la nécessité de maigrir, c'est vous ! Si vous vous regardez dans un miroir et que vous êtes satisfait de l'image qu'il vous renvoie, c'est parfait !

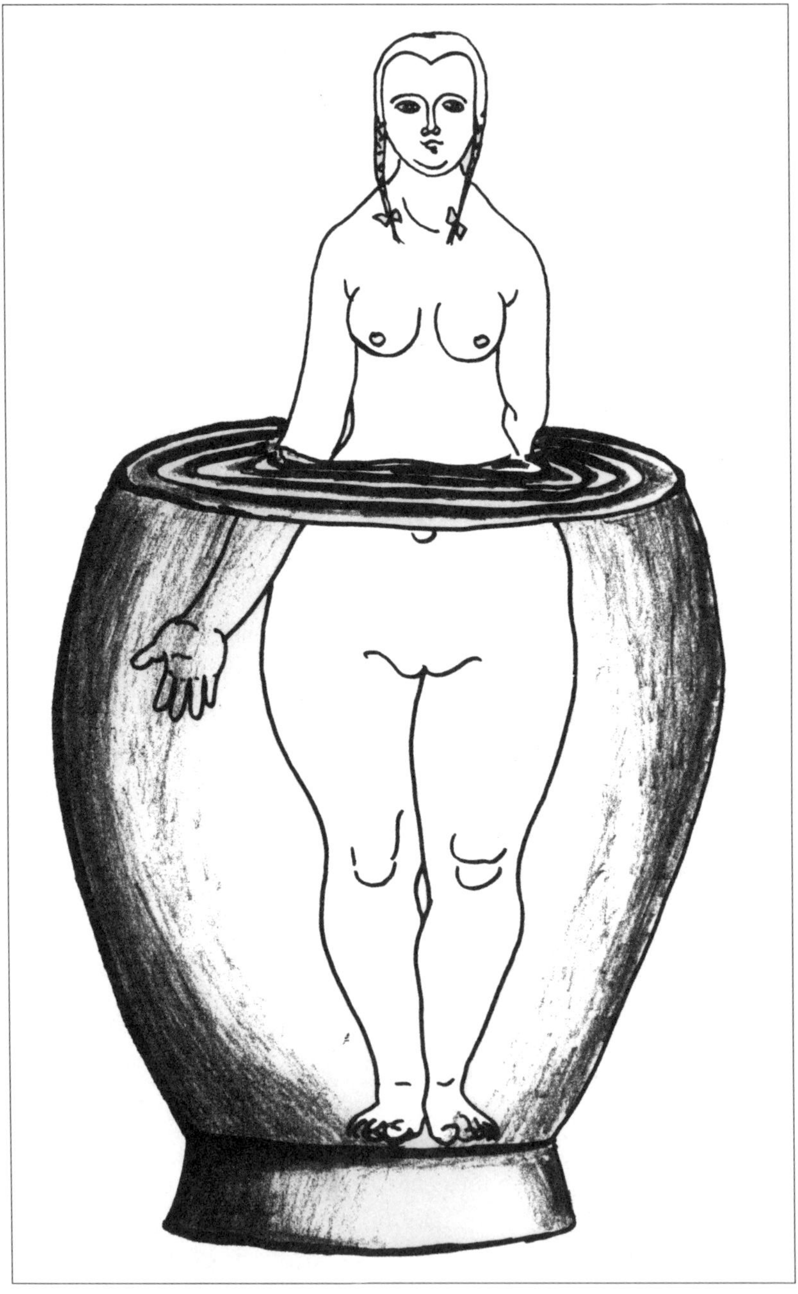

Maintenant, si vous ne reconnaissez pas votre reflet et que vous vous demandez : “ Mais qui est cet individu ? ”, si vous avez l'impression que votre véritable personne est comme enfermée à l'intérieur d'un gros emballage à l'image des poupées russes ou encore si vous éprouvez le besoin irrésistible de vous retrouver, alors vous êtes vraiment motivé et avez toutes les chances de mener à bien votre amaigrissement.

Pour savoir si l'un de mes patients est en surpoids ou obèse, je me réfère à des normes. La plus connue est l'indice de masse corporelle (IMC) qui est égal au poids divisé par la taille au carré.

$$\textbf{Indice de masse corporelle} = \frac{\textbf{Poids}}{\textbf{Taille}^2}$$

Ainsi, une personne pesant 80 kilos et mesurant 1,70 mètre possède un indice de masse corporelle égal à :

80 divisé par 1,70 x 1,70 = 2,89, soit un IMC de 27,6.

Une personne pesant 50 kilos et mesurant 1,65 mètre possède un indice de masse corporelle égal à :

50 divisé par 1,65 x 1,65 = 2,72, soit un IMC de 18,3.

Une personne pesant 100 kilos et mesurant 1,75 mètre possède un indice de masse corporelle égal à :

100 divisé par 1,75 x 1,75 = 3,06, soit un IMC de 32,6.

Le chiffre que l'on obtient doit être compris entre 25 et 30.

Si ce chiffre est nettement en dessous de 25, la personne est trop maigre et s'il dépasse 30, elle trop grosse.

Personnellement, je préfère commencer par demander au patient à quel poids il se sent bien. Puis, j'utilise un appareil, l'impédancimètre, qui est un mini-ordinateur dans lequel je rentre des informations comme l'âge, le poids, la taille et le sexe du patient. Cet appareil est tenu par le patient et un micro-courant électrique passe d'un côté à l'autre. L'ordinateur m'indique en quelques secondes la masse grasse, le poids de graisse et son pourcentage chez le patient.

Je sais alors combien de kilos de graisse " contient " le patient. Il est habituel, chez une personne qui n'est pas en surpoids, de trouver entre 6 et 13 kilos de masse grasse, mais ces chiffres varient en fonction de l'âge et de la taille. Si le résultat de cet examen montre 25 kilos de masse grasse, il y en a alors vraiment trop ! Mais, encore une fois, j'insiste sur le fait que si le patient est heureux comme ça, je peux lui suggérer de maigrir, mais je ne veux pas le lui imposer.

En revanche, si une petite dame vient me consulter et qu'elle me dit qu'elle se sent bien à 50 kilos, qu'elle en pèse réellement 56 et que l'appareil me dit qu'elle présente 6 kilos de masse grasse, je la renvoie dans ses foyers en lui disant que je ne peux rien pour elle ! Car, en supposant que je lui fasse perdre 6 kilos de graisse, elle se retrouverait totalement dégraissée ! Or, il est impossible de vivre sans masse grasse, l'organisme ayant besoin d'un minimum de graisse pour être en équilibre. Il est donc évident que si cette dame arrivait, je ne sais par quel moyen, à 50 kilos, elle reprendrait immédiatement du poids dès l'arrêt de son régime de famine, car son organisme serait déséquilibré.

Pour résumer, il y a le poids idéal indiqué par les barèmes des compagnies d'assurances américaines et pouvant servir d'indication. Puis le calcul de l'indice de masse corporelle qui doit se situer dans une fourchette de 25 à 30 : si vous êtes un peu en dessous ou au-dessus, cela n'a pas grande importance et enfin si vous êtes vraiment dans les écarts, vous avez un problème pondéral.

Savoir ce qu'il faut faire dépend de moi, mais le faire réellement dépend de vous !

Le fonctionnement de l'organisme est comparable à celui d'une chaudière...

I.D.P. : Que doit-on retenir de la balance énergétique dont on entend si souvent parler ?

Dr J.-C. H. : La balance énergétique est quelque chose de simple et de clair ! On a pu comparer le corps humain à une chaudière que nous approvisionnons en charbon et qui, en échange, produit de l'énergie, elle-même convertie en mouvement et en chaleur.

Je m'explique : si vous avez une chaudière de chauffage central et que vous la remplissez de charbon, celui-ci brûle et la chaleur dégagée est emmagasinée dans l'eau qui circule dans les tuyaux, chauffant ainsi la maison.

Notre organisme fonctionne exactement sur le même schéma. Les aliments sont le charbon, ils fournissent l'énergie pour que puissent s'opérer toutes les opérations chimiques indispensables au bon fonctionnement de notre corps : c'est ce qu'on appelle le “ métabolisme de base ”. Si vous faites des activités physiques inhabituelles, si vous courez, bêchez votre jardin ou repeignez votre plafond..., vous consommez plus d'énergie, c'est logique !

Reprenons notre exemple : si vous laissez ouvertes les fenêtres de votre salon, l'air froid va s'engouffrer et les radiateurs vont devoir chauffer davantage pour maintenir votre pièce à bonne température. La solution va donc être d'ajouter du charbon, puisqu'il y a davantage de consommation d'énergie. Encore une fois, c'est exactement ce qui se passe dans notre corps.

La balance énergétique n'est alors rien d'autre que la différence entre la quantité de calories qui entrent et la quantité de calories qui sortent.

Classiquement, on disait que pour un homme ayant une activité physique normale, il lui fallait un apport de 2 400 calories par jour. Cela était vrai quand j'étais jeune (donc il y a longtemps !).

Aujourd'hui, où l'on préfère prendre le métro ou sa voiture plutôt que de marcher, utiliser les ascenseurs ou les escaliers mécaniques plutôt que de gravir les escaliers à pied, les besoins caloriques ont diminué. Pour un homme ayant une vie relativement sédentaire, c'est-à-dire qui n'a pas un travail physique, le besoin calorique moyen se situe entre 1 800 et 2 000 calories par jour. Pour une femme : un petit peu moins.

Si l'on charge trop la chaudière, tout le charbon ne va pas brûler : il va alors en rester dans la chaudière… qui va s'encrasser. Dans notre corps, c'est un peu différent car tout ce que l'on mange va passer dans l'organisme mais ne sera pas nécessairement brûlé. S'il y a un surplus, il va être stocké sous forme de graisse : la graisse qui est sous la peau et aussi la graisse intérieure ou graisse profonde qui enrobe nos organes. Pour les individus " normaux ", cette masse grasse se situe entre 6 et 13 kilos.

La balance énergétique ne peut avoir que trois positions : positive, négative ou neutre. Lorsqu'elle est négative, il entre moins de calories qu'il n'en sort : cela se traduit par un amaigrissement, puisque l'organisme va puiser dans les réserves pour fournir le différentiel de calories nécessaire pour fonctionner.

Quand la balance énergétique est positive, il y a stockage puisque cela se traduit par une quantité de calories entrantes plus importante que nécessaire et le résultat est une prise de poids par mise en réserve de graisse.

Lorsque la balance est neutre, les entrées équilibrent les sorties et le poids se maintient.

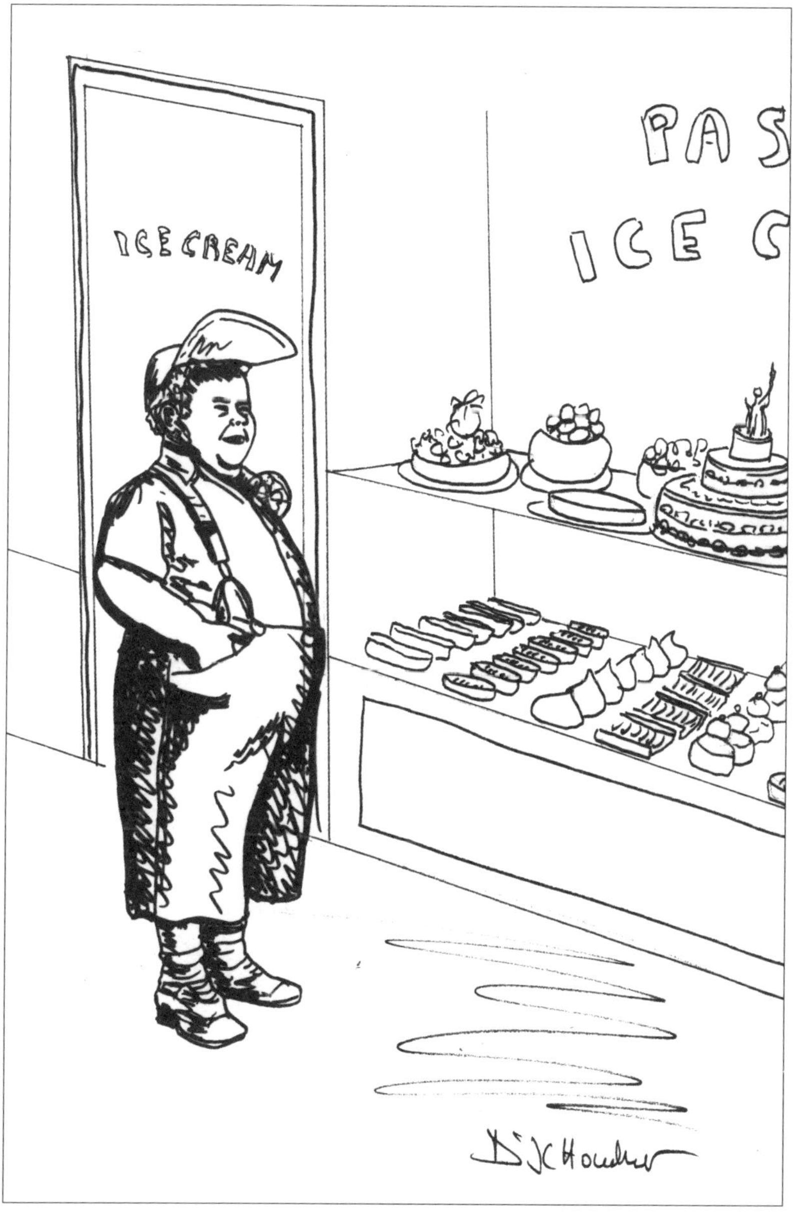
ICE CREAM
PAS
ICE C

Tout cela n'a rien d'exceptionnel et, pour le comprendre, il suffit de regarder le processus d'hibernation de certains animaux : ils stockent de la graisse à la belle saison donc grossissent, puis vivent dessus tout l'hiver et arrivent maigres au printemps !

Gros aujourd'hui, obèse demain ?

I.D.P. : Un surpoids chez un enfant est-il l'assurance d'une obésité à l'âge adulte ?

Dr J.-C. H. : Non, mais c'est néanmoins une forte présomption de risque pour l'avenir. Il est indispensable que par l'éducation ou l'expérience, ou encore le mode de vie, l'enfant gros rectifie, de manière consciente ou inconsciente, ou plus explicitement, volontairement ou involontairement, son alimentation pour revenir à un poids normal.

Par ailleurs, il est important qu'en grandissant l'enfant n'oublie pas qu'il a une prédisposition à l'obésité ! Cela implique que s'il se remettait à mal manger, son obésité latente risquerait de revenir : cela ferait de lui un adulte obèse.

Il faut, bien entendu, exclure les obésités dues à une maladie car c'est un autre sujet. Par exemple, un enfant traité par de la cortisone prend du poids mais, dans la plupart des cas, son poids revient à la normale dès l'arrêt du traitement… bien qu'il puisse rester une tendance latente au surpoids. Mais encore une fois, il s'agit là d'un cas particulier et il n'y a pas lieu d'en débattre ici.

I.D.P. : Quels sont les facteurs physiologiques qui prédisposent à la prise de poids ?

Dr J.-C. H. : Pour l'obésité, c'est comme pour la longévité : ce qui prédispose le plus à devenir gros ou vieux, c'est ce qu'étaient vos parents, vos grands-parents et vos arrière-grands-parents. Il existe des familles d'obèses au même titre qu'il existe des familles de centenaires. Malheureusement pour eux, ce ne sont souvent pas les mêmes, car l'obésité ne prédispose pas à la " centenarité " !

Il est évident que les facteurs physiologiques qui peuvent prédisposer à l'obésité sont des facteurs d'invalidité. Si quelqu'un est gêné pour marcher, il marchera et bougera peu, ce qui le conduira à dépenser peu de calories et donc à prendre du poids. À part cela, je ne vois pas d'autres facteurs physiologiques !

I.D.P. : Quels sont les facteurs psychologiques les plus couramment rencontrés ?

Dr J.-C. H. : Ils sont de deux ordres.

Le premier est la gourmandise, qui est le principal facteur psychologique de la prise de poids.

Le second, ce sont les phénomènes de compensation.

Le " péché capital " de gourmandise, bien que n'étant dû à rien puisque inné, peut être considéré comme un des facteurs psychologiques essentiels de la prise de poids. Certaines personnes sont gourmandes de nature et d'autres non, c'est comme cela ! Et si certaines le sont, par exemple, de cornichons ou de salade, il est tout de même plus fréquent que la gourmandise s'oriente vers les sucreries ou les pâtisseries… d'où une inévitable prise de poids si on s'y laisse aller.

La gourmandise peut mener très loin puisqu'on voit dans le film : *La Grande Bouffe*, qu'il est possible de mourir de gourmandise et, en l'occurrence, de se suicider au sucre ! Ce phénomène de la gourmandise est universellement répandu puisque même les animaux peuvent avoir des comportements gourmands. Ils peuvent se rendre malades à force de trop manger ce qu'ils aiment. Est-ce réellement de la gourmandise ou bien la peur de manquer et le besoin de stocker sont-ils inscrits dans leurs gènes ? Je laisse cette réponse aux spécialistes de la psychologie vétérinaire.

Les phénomènes de compensation alimentaire peuvent être une réponse de l'individu à une frustration. Certaines personnes sont frustrées parce qu'il leur manque quelque chose, soit parce qu'elles en sont privées, soit parce qu'elles ne l'ont tout simplement pas obtenu, alors qu'elles le souhaitaient. Elles essaient alors de combler, par un appétit extrême, leur insatisfaction. Cette boulimie compensatoire n'a rien à voir avec la faim et elle se traduit souvent par l'ingestion d'aliments sucrés ou chocolatés pour amener une sensation de satisfaction qui vient combler ce manque. Il faut interpréter cela comme une régression vers l'état de petit enfant (car l'enfance c'est avant tout : " Maman " ! " Maman ! ") représentant d'une part la sécurité (surtout quand il y a Papa à côté) et d'autre part la consolation (souvent matérialisée par une friandise, le plus souvent au bon goût de chocolat !).

I.D.P. : Existe-t-il des traitements qui induisent obligatoirement une forte prise de poids ?

Dr J.-C. H. : Oui, bien sûr ! Toutefois, il faut moduler le terme " obligatoirement " car certaines dispositions peuvent enrayer cette prise de poids. Aussi, faut-il faire une distinction entre les traitements physiques et les traitements médicaux.

Concernant les traitements physiques : si vous souffrez d'une fracture des deux jambes ou de la colonne vertébrale, et que vous devez garder le lit sans pouvoir marcher pendant plusieurs mois, vous risquez de prendre du poids. Encore une fois, je module mes propos et je dis que cela n'est pas une fatalité car si l'on vous donne une alimentation en adéquation avec vos besoins et si vous n'avez pas une prédisposition, vous ne grossirez pas. Il se peut même que vous maigrissiez. Mais si, pour vous consoler, votre famille vous gave de religieuses au café et de boîtes de chocolats, le risque de prendre du poids est alors considérable !

Quant aux traitements chimiques, on sait que certains médicaments peuvent effectivement être à la source d'une prise de poids importante. C'est le cas de la cortisone, qui provoque une modification de la tolérance au sucre et prédispose à un état prédiabétique. De plus, la cortisone favorise la rétention d'eau, surtout si le patient absorbe du sel. Les tissus se gonflent alors d'eau, ce qui entraîne une augmentation du poids.

La prise d'anti-inflammatoires ou de certains médicaments psychiatriques, tels les neuroleptiques, fait également grossir.

Il en est de même avec les antibiotiques : c'est d'ailleurs la raison pour laquelle les éleveurs en donnaient aux veaux !

Enfin, les hormones, et notamment les hormones féminines, jouent sur le poids. Les femmes stériles qui font un traitement pour améliorer leur fertilité connaissent bien cet inconvénient.

Je souhaite préciser que l'importance de la prise de poids, qu'elle soit le résultat d'un traitement physique ou médicamenteux, est toujours fonction de l'individu, de ses composantes génétiques, de l'orientation de son alimentation et de… sa gourmandise !

I.D.P. : Quels sont les signes annonciateurs d'une prise de poids ?

Dr J.-C. H. : La question est amusante. J'y répondrai en disant que comme les nuages annoncent la pluie, l'augmentation soudaine de la gourmandise et de l'appétit annonce une prise de poids ! C'est cette modification du comportement alimentaire qui est à craindre. Si un individu se met tout à coup à ne plus pouvoir refréner ses pulsions alimentaires et qu'il se met à se goinfrer de chocolat, il est évident qu'il va grossir. Ce raisonnement est tout aussi applicable au phénomène de l'amaigrissement puisque si une personne se met à ne plus avoir faim, ce manque d'appétit, peut être considéré également comme le signe annonciateur d'une perte de poids ! Je crois que monsieur de La Palice a déjà dit des choses de ce genre.

I.D.P. : À quelles complications médicales s'expose une personne en surpoids ?

Dr J.-C. H. : Les complications du surpoids sont multiples et dépendent de nombreux paramètres. Tout à d'abord, il faut prendre en considération l'âge. S'il s'agit d'un enfant, il s'expose très certainement à des complications futures si rien n'est entrepris à temps. Il y a, en effet, peu de chance pour qu'un enfant de 10 ans qui pèse 10 kilos de trop présente des complications médicales immédiates. On peut dire qu'il en est ainsi jusqu'à 40 ans et que le surpoids, même important, est généralement bien toléré.

À partir de la quarantaine, tout dépend de l'importance du surpoids, de l'histoire du patient et de son potentiel génétique. Quoi qu'il en soit, c'est vers cet âge-là qu'apparaissent les premiers troubles : troubles circulatoires des jambes, varices, œdèmes des chevilles, douleurs articulaires notamment dans les hanches, douleurs dorsales, troubles cardiaques en liaison avec l'hypertension qui souvent débute à cette époque de la vie...

À ces troubles viennent s'ajouter des affections respiratoires, intestinales, hépatiques et parfois un prédiabète ou un diabète.

À 50 ans, les complications sont les mêmes, mais se trouvent aggravées.

À 60 ans, c'est l'arrivée des " complications des complications " : le diabète donne des troubles vasculaires au niveau de la rétine (rétinopathie), au niveau des reins et des artères des jambes (début d'artérite). Les articulations font souffrir de plus en plus, une prothèse de la hanche est parfois envisagée et la compression des plexus nerveux cervicobrachiaux par l'arthrose entraîne des douleurs au niveau des membres supérieurs. C'est également l'époque des hernies discales et des sciatiques à répétition. Comme vous pouvez le constater, le tableau clinique est loin d'être satisfaisant !

Vers 70 ans, les personnes en grand surpoids commencent à mourir et les autres développent tranquillement leurs complications : ils voient de moins en moins clair et ont généralement subi un ou deux pontages...

Vers 80 ans, les obèses survivants bénéficient d'une constitution remarquable et doivent certainement leur grand âge à leur hérédité !

À 90 ans, s'ils ont résisté, c'est parce qu'ils ont maigri et ne sont plus obèses...

À 100 ans, ils sont inexistants !

En conclusion, je dirai que l'espérance de vie d'une personne réellement obèse se situe en général aux alentours de la soixantaine.

I.D.P. : L'hérédité prédispose-t-elle à l'obésité ?

Dr J.-C. H. : Oui ! J'ajouterai que l'obésité d'un individu qui appartient à une famille d'obèses est de meilleur pronostic pour sa survie que pour un individu né dans une famille de gens minces. Cela s'explique par le fait que la famille s'est génétiquement adaptée aux conditions de l'obésité, ce qui permet de mieux la supporter.

Toutefois, je pense qu'il ne faut pas faire de l'obésité une vraie maladie génétique. Les familles d'obèses sont davantage le résultat de la transmission culturelle d'une certaine façon de s'alimenter et de cuisiner. En clair, je ne sais pas si la cause de l'obésité familiale est génétique ou culinaire, car elle est due à une tradition familiale, transmise de génération en génération, d'une alimentation excessive en quantité et dévoyée en qualité (trop riche en graisses, sucre, alcool...) !

Pour illustrer ce propos, il n'est qu'à observer les familles de nos belles provinces qui s'adonnent quotidiennement à la gastronomie traditionnelle française !

Où en est la médecine... ?

I.D.P. : Que pensez-vous de la thérapie génique et a-t-elle un avenir pour résoudre le problème de la surcharge pondérale ?

Dr J.-C. H. : C'est une question très intéressante. Je pense que la thérapie génique a un avenir en général. En ce qui concerne le problème de l'obésité, pourquoi pas ? Mais ce n'est certainement pas pour demain ! Vous savez peut-être que nous possédons 26 000 gènes et que 200 à 300 d'entre eux seraient liés à l'obésité, aux sécrétions hormonales, à la nutrition et à la répartition de la graisse. Cette nouvelle discipline a dès lors très certainement un avenir mais, en attendant, si vous souhaitez maigrir, je vous conseille fortement de vous mettre au régime dès maintenant et sans attendre des résultats dont les applications ne sont pas très proches !

I.D.P. : La médecine est-elle aujourd'hui suffisamment avancée pour donner des conseils nutritionnels préventifs précis ?

Dr J.-C. H. : Bien sûr ! Je pense d'ailleurs qu'elle est aussi avancée aujourd'hui qu'elle l'était il y a cinquante ans car il ne s'agit là que de conseils de bon sens !

Il est de bon sens, par exemple, de penser que manger trop expose à grossir ! Le seul terme “ trop de ” montre que quelque chose ne va pas ! Il est donc évident que pour maintenir un poids satisfaisant, il suffit de se contenter de manger d'un peu de tout. Je vous rappelle que l'homme est semblable au porc (puisque tous deux sont omnivores) et que cet animal se nourrit en mangeant de tout.

Si l'on mange trop de tout et que la situation dérive, le poids devient excessif, et il est clair que cette façon de faire n'est plus adaptée et qu'il faut en changer. Il devient alors, comme pour les poubelles, indispensable de faire un tri sélectif. La médecine n'a de ce fait rien à voir avec les conseils nutritionnels préventifs. C'est un problème, je le répète, uniquement de bon sens et de cuisine. Il faut choisir les bons aliments et les cuisiner correctement. Cela ne se règle pas dans un cabinet médical, mais au rayon surgelés des supermarchés ou lorsque l'on est au restaurant avec la carte devant soi et que l'on s'apprête à choisir ce que l'on va manger et boire.

Toutefois, ce qui est exact, c'est que la médecine a permis de connaître les effets négatifs de certains aliments pour certaines maladies. Ainsi, on sait que si l'on mange des graisses animales qui proviennent de n'importe quel mammifère (de la baleine à la souris), ces graisses vont passer dans notre sang et faire augmenter notre propre cholestérol. La raison en est tout simplement que nous sommes nous-mêmes des mammifères et que les graisses de nos cousins mammifères sont directement assimilables par nos organismes.

Aujourd'hui, il y a un tapage énorme autour des oméga 3, qui sont des graisses contenues dans l'huile des poissons et des oméga 6, qui proviennent des graines végétales. Or, si je ne m'abuse, ni vous ni moi ne sommes des descendants des poissons ou du colza, pas plus que les cousins germains des harengs ou des pieds de laitue ! Et c'est justement parce qu'elles nous sont étrangères que ces graisses, lorsqu'elles pénètrent dans notre organisme, “ chassent ” les autres, pour parler vulgairement. Cela vous explique pourquoi les oméga 3 et les oméga 6 ont la réputation justifiée d'abaisser le taux du mauvais cholestérol et d'augmenter celui du bon cholestérol. En réalité, cela n'augmente pas le bon, mais cela fait baisser le mauvais : par voie de conséquence, le taux de bon cholestérol se trouve amélioré.

En conclusion, la médecine aide à comprendre en termes de risques et d'avantages l'usage des aliments dont nous nous nourrissons, mais c'est bien là son seul lien avec les conseils nutritionnels. Encore une fois, pour maigrir, comme pour beaucoup d'autres choses d'ailleurs, il suffit de faire preuve d'un peu de bon sens et de détermination !

Chapitre II

ÊTRE MINCE OU NON ?

Pourquoi décide-t-on de devenir mince ?

I.D.P. : Que pensez-vous de l'image que l'on se fait de soi-même et de celle que l'on renvoie aux autres ?

Dr J.-C. H. : Je pense que l'image que l'on se fait de soi est, une fois encore, en étroite relation avec l'éducation que l'on a reçue. Je m'explique : pour porter intérêt à sa propre image corporelle, il faut avoir été élevé avec l'idée que celle-ci possède et mérite un véritable intérêt.

Si depuis votre tendre enfance, votre entourage vous martèle que seuls comptent vos actes et votre réussite, vous laissant croire que votre corps et votre allure ne sont dignes que de peu d'intérêt, vous avez toutes les chances de développer une image corporelle floue, voire même dégradée. Par ailleurs, cette représentation de vous-même peut être faussée par les autres. Par exemple, un enfant à qui l'on dit tous les jours : “ Tu es une grosse patate ” ou un “ gros patapouf ”, risque de conserver une image de lui qui reste celle d'un “ gros ” même s'il ne l'est pas ou plus !

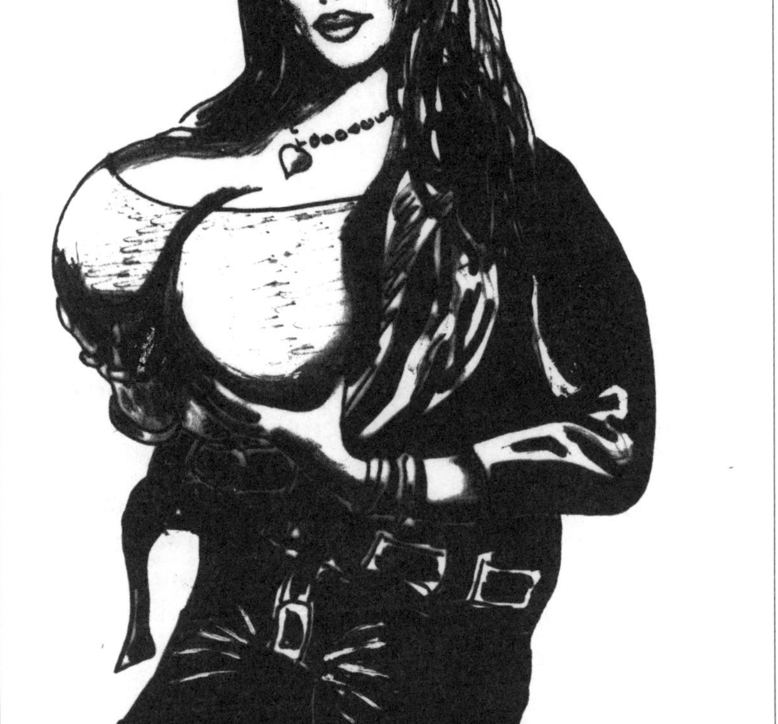

Il va donc sans dire que l'image corporelle a une réelle importance et que lorsqu'elle est perturbée, elle peut entraîner ce qu'on appelle des problèmes de dysmorphobie. C'est ainsi que l'on rencontre des personnes minces mais qui se voient grosses. Ces personnes hantent souvent les cabinets des chirurgiens esthétiques et ou des nutritionnistes pour se débarrasser d'une cellulite ou d'un surpoids plus ou moins réels. Elles viennent gonfler les statistiques des " polyopérés " de la chirurgie esthétique, car elles ne sont jamais satisfaites de leur image et restent constamment en quête de perfection ou du corps idéal. Quand ces personnes appartiennent au monde *people*, le public et les médias ont tendance à se moquer d'elles et à les classer un peu facilement parmi les " cinglés ".

Pour ma part, je considère que le problème est beaucoup plus complexe. J'ai connu certaines d'entre elles, et contrairement à ce que l'on veut bien nous faire croire au travers des *talk shows* télévisés – qui ne se privent pas de les faire apparaître comme des bêtes de cirque –, ces personnes sont bien loin d'être totalement ahuries !

Certaines sont vraiment mues par une recherche éperdue de la beauté, de la perfection et d'autres, comme cette célébrissime star de l'érotisme, utilisent leur corps comme un outil. Cette extraordinaire femme avait une perception juste de son corps. D'ailleurs, elle disait : " Je suis mince, j'ai un petit cul et d'énormes nichons mais c'est mon fond de commerce ! Je me fais opérer pour gagner ma vie comme vous avez eu recours aux études pour gagner la vôtre ! " Les multiples opérations qu'elle avait subies n'avaient donc qu'un but : faire de son corps un centre d'intérêt.

De même il n'est pas rare de voir le " retour sur investissement " des efforts d'amincissement. Devenus sveltes, et heureuses de l'être, de nombreuses personnes, souvent publiques (chanteurs, acteurs...), bénéficient d'un énorme regain de popularité !

En conclusion, l'image que l'on se fait de son corps peut pousser à l'extrême : c'est pourquoi, il est important qu'elle soit juste et conforme à la réalité.

En revanche, pour l'image qu'on renvoie aux autres, c'est une autre histoire ! D'une part, elle peut être modelée et travaillée par l'exercice physique et, d'autre part, il faut tenir compte du vêtement qui, choisi à la mode ou à contre-courant, vient la compléter. Quoi qu'il en soit, cette image est un moyen d'expression. C'est un message qui s'appuie sur du non-dit, un message subliminal pour exprimer ce que l'on croit être par rapport à soi-même et par rapport aux autres. Ce message permet de se situer socialement. Un peu à la façon des loups dont les chefs de meute ont le dos plus large et un pelage plus luisant et plus coloré que ceux qui sont dirigés. Chez les loups, le code ne change pas et les critères d'apparence du chef sont toujours les mêmes depuis que les loups existent. Chez l'homme, c'est un peu différent, les critères évoluent et suivent la mode.

I.D.P. : Le paraître aide-t-il au développement personnel ? Ou, autrement dit, être en surpoids condamne-t-il à ne pas réussir sa vie ?

Dr J.-C. H. : Il est évident que le paraître aide au développement personnel. D'ailleurs dans notre livre *Le meilleur des régimes*, on peut lire le témoignage de mon co-auteur sur le sujet

Il est certain que, dans cet esprit, la tenue vestimentaire et la façon de se tenir en société sont essentielles, car elles constituent un gain de temps en situant immédiatement un individu dans la société.

A contrario, le paraître peut aussi être une gêne : tout dépend de ce qu'on paraît et de ce qu'on veut faire. Si vous avez la tête et le corps de David Douillet et que vous voulez devenir danseur étoile, il n'y a pas de doute : vous aurez du mal à mener à bien votre projet.

La laideur et la difformité peuvent conduire à une déviance du développement personnel, car elles génèrent des mécanismes de pensée défensifs ou craintifs ce qui risque d'entraîner une perturbation du développement personnel et de l'insertion sociale. Toutefois, il faut distinguer l'obésité des infirmités et des invalidations, car, à mon avis, elle n'altère pas forcément le développement personnel. J'ai d'ailleurs pu remarquer que souvent les obèses ont une haute idée d'eux-mêmes.

Aux États-Unis, par exemple, des études ont montré que statistiquement les personnes obèses avaient un développement intellectuel plus important que les minces. Cela peut s'expliquer d'une certaine façon car les gens qui ont un développement intellectuel supérieur ont aussi un pouvoir d'imagination supérieur et peuvent dès lors souhaiter des choses plus sophistiquées et plus compliquées que les autres. Comme ils n'atteignent pas toujours leurs idéaux, il peut en découler un sentiment de frustration qu'ils compensent en mangeant. De là à déduire que tous les obèses sont plus intelligents que les autres me semble excessif !

Le développement personnel est un développement individuel : c'est la structuration du moi à partir de soi et il n'est pas, de ce fait, en liaison directe avec l'extérieur.

En revanche, socialement, l'aspect physique tient un rôle très important dans le développement social de tout individu. Selon les époques, il est d'ailleurs remarquable de constater combien cet aspect physique est fluctuant ! En effet, pendant des centaines et des centaines d'années, le surpoids était assimilé à la réussite sociale puisqu'il était le signe que son porteur pouvait manger à sa faim, et qu'il gagnait correctement sa vie ou qu'il avait de l'argent ! Or aujourd'hui, c'est l'inverse ! Le surpoids est un signe de nullité sociale, de pauvreté. Comme je l'ai déjà dit, dans les milieux bien-pensants de notre société, il circule qu'une personne trop grosse ne peut se voir confier des responsabilités puisque sa surcharge pondérale témoigne de son incapacité à se contrôler, et donc à contrôler les autres !

I.D.P. : Aujourd'hui où l'on parle du droit au bonheur pour tous, pensez-vous que le surpoids soit un obstacle à cette quête ?

Dr J.-C. H. : Le droit au bonheur est une vaste foutaise car, très sincèrement, je pense que l'on n'a droit à rien ! On vient au monde et on se débrouille avec ce que l'on trouve ! Mais si on a la chance de naître de parents riches et intelligents, on a droit dès le départ à beaucoup de choses. En revanche, si l'on se retrouve affublé de parents médiocres et pauvres, rien n'est perdu mais il va falloir retrousser ses manches. Il faut déjà espérer que l'hérédité n'aura pas fait d'un fils de “ con ”, un “ con ” lui-même ! Et si, par chance, ce n'est pas le cas, un travail acharné allié à une intelligence aiguisée permettra peut-être de construire sa vie, sa personnalité et d'accéder à ce que certains appellent le bonheur.

Mais savez-vous ce qu'est le bonheur ? Pour ma part, je considère que c'est une belle stupidité dont se gargarisent les émissions en *prime time* de la télévision ! À vrai dire, personne n'en sait rien ! Peut-être est-ce une forme d'équilibre ou de manque d'insatisfaction. Quoi qu'il en soit, ce n'est certainement pas une satisfaction ! Je pense que s'il est absolument nécessaire de définir le bonheur, il s'agirait d'une forme de sérénité due à une absence de tracas matériels nous permettant de nous consacrer exclusivement à des activités épanouissantes. Mais, positivement, ce n'est rien.

Les personnes intelligentes, qu'elles soient en surpoids ou non, parviendront toujours à trouver le chemin de leur épanouissement. D'ailleurs, il ne me semble pas avoir lu ou entendu ou vu que les maigres aient davantage accès au bonheur que les autres… Cela prouve que cette notion de bonheur dû est bien une invention moderne ! Encore une fois, personne ne nous doit rien : Dieu ne nous doit rien, pas plus que l'État ! Enfin pour l'État, je me laisserai tout de même aller à une petite restriction, car il est vrai qu'il ne nous devait rien tant qu'il ne prenait pas notre place et ne décidait pas pour nous. Mais dès l'instant où l'État décide ou oriente notre vie sans notre accord, il nous doit quelque chose ! Et si un jour, on arrive à un État collectiviste pur où les gens sont pris en charge dès leur naissance, l'État nous devra tout et… je nous souhaite bien du plaisir !

I.D.P. : Quel est l'impact du paraître sur les relations familiales et sociales ?

Dr J.-C. H. : À mon sens, le paraître n'a pas véritablement d'impact sur les relations familiales. À une seule exception près : celui qui est marié à une “ grosse ”, risque un jour ou l'autre de la quitter pour une femme mince, car c'est plus à la mode d'aller avec une mince qu'avec un “ tonneau ” ! La dame mince est moins revêche car elle peut porter ce qui lui plaît, elle n'a pas à supporter les sarcasmes de ses bonnes copines et, en général, elle a l'air plus jeune… Réciproquement, cette femme peut être plus sensible à l'appel d'un minet mince et bien mis, et son gros mari la voit rentrer toute guillerette d'un cinq à sept épanouissant (peut-être à la recherche du fameux bonheur !)

Pour en terminer avec les réflexions sur l'impact social du surpoids, je vous ferai remarquer que lorsque l'on dit un " gros con " ou un " vieux con ", c'est clair qu'il s'agit d'un abruti pas sympathique. Au contraire, si l'on entend parler d'un " petit con " ou d'un " jeune con ", la connotation est tout de suite moins sévère, moins péjorative. Doit-on en conclure que la taille et la fraîcheur du " con " ont une incidence sur son degré de tolérance sociale ?

I.D.P. : Pensez-vous que, dans le monde du travail, il existe une discrimination du gros ?

Dr J.-C. H. : Cela dépend du genre de travail. Si vous êtes tueur aux abattoirs, la discrimination est positive car, dans cet exemple, être gros permet d'être accueilli à bras ouverts. Si vous êtes danseur à l'Opéra, il est préférable d'être mince et léger. Enfin pour des postes courants d'employés de bureau ou de banque, il est vivement recommandé, pour un homme, de mesurer 1,70 mètre et de peser 70 kilos.

En fait, à l'aspect de gros, notre société associe de manière systématique les connotations de manque de contrôle de soi, de mollesse et de lenteur. Elle va même jusqu'à y ajouter une certaine bonasserie indifférente, ce qui n'est pas vraiment exact car je connais personnellement de " méchants gros " !

Enfin, à la grosseur est aussi associée l'idée de vieillesse : un " vieux gros " n'est pas vraiment souhaitable pour développer l'image d'une société commerciale où les plus de 55 ans se voient remerciés et mis à la retraite anticipée !

C'est pourquoi, il n'est pas rare qu'à l'embauche, à compétences égales, un recruteur choisisse plus facilement une personne mince, à qui il confiera plus volontiers des responsabilités, probablement parce que ça fait jeune et dynamique : tant pis pour l'expérience et l'efficacité. Ce qui est important, c'est l'image !

En fonction de quels critères ?

I.D.P. : Peut-on considérer que les critères esthétiques ont évolué avec le temps ?

Dr J.-C. H. : Oui, bien sûr. Ce que je viens de dire en répondant à la question précédente était faux il y a 100 ou 150 ans, car à cette époque les hommes politiques faisaient tout pour avoir un estomac rebondi, souligné par une chaîne de montre. Leurs épouses portaient des “ faux-culs ” pour avoir plus de volume dans leurs robes et l'image commerciale des sociétés tendait plus vers le bonhomme Michelin que vers le mannequin filiforme anglais Twiggy !

I.D.P. : Le culte du corps mince a-t-il toujours été et est-il toujours d'actualité ?

Dr J.-C. H. : Le culte du corps mince n'a pas toujours été d'actualité. La statuaire antique montre des hommes costauds, musclés et lourds et des femmes aux fessiers généreusement arrondis. Il y a fort à parier que leur IMC (indice de masse corporelle), comme aiment à dire mes collègues, devait être limite : aujourd'hui, on se serait empressé de les mettre au régime pour leur éviter d'avoir de l'athérosclérose !

Dans des temps plus récents, les peintures et les sculptures font état de femmes fessues et cellulitiques chez Rembrandt et bien joufflues chez Renoir : visiblement tout ce monde petit monde faisait plus envie que pitié !

En réalité, le culte du corps mince dont nous sommes aujourd'hui atteints date d'une cinquantaine d'années. Il a été motivé par le désir des riches de se différencier des pauvres. Depuis des centaines d'années, en effet, les pauvres affichaient une maigreur chronique due aux famines occasionnées par les guerres et ce n'est que depuis ces dernières années (lorsque la grande consommation a envahi notre société) qu'ils se sont mis à prendre du poids et à ressembler aux riches qui avaient toujours mangé à leur faim. Vexés, les riches, ont sans doute décidé de devenir minces pour être différents : le culte de la minceur vient de là, exploité et cultivé par les médias et autres esprits profiteurs qui vivent de l'air du temps ! C'est ainsi qu'on en est arrivé à des extrémités ridicules et parfois dangereuses pour la santé.

I.D.P. : Quels sont les nouveaux critères du " bien paraître " ou du " beau corps " ?

Dr J.-C. H. : Actuellement, les critères du bien paraître impliquent une appréciation du vêtement : je vous renvoie à la contemplation des vitrines des marchands de vêtements de grande diffusion et à l'admiration ou à l'examen des collections de couture. Pour ma part, je trouve l'ensemble consternant, à l'exception de quelques cas qui peuvent être amusants, mais souvent importables ! Bien que je n'aie aucune autorité en la matière, je m'étonne de l'uniformisation des vêtements. À part les extravagances de la haute couture – que personne ne porte réellement –, le costume se résume pour tout le monde, et bientôt dans tout le monde, à un blouson, un tee-shirt, un jean et des baskets qui ressemblent à des chaussures orthopédiques. Le tout dans une jolie harmonie de couleurs gris, noir, marronnasse. C'est écœurant !

Sous le vêtement, il y a le corps qui se doit, chez l'homme, d'être mince mais bien proportionné, tatoué et " piercingué " au moins dans les oreilles. Chez la femme, mince mais paradoxalement rebondie des fesses et largement équipée de la poitrine (le tout bien évidemment tatoué et " piercingué " du nombril) ! Après une quarantaine d'années d'exercice médical, je dois dire que je suis interloqué devant les modifications du corps féminin : ce dernier s'est transformé, au gré de la mode, comme le caméléon change de couleur ! Dans les années soixante-dix, les femmes étaient maigres et sans seins, à l'image des stars de l'époque..., puis elles sont devenues éclatantes et développées. Aujourd'hui, elles sont moins minces, mais fessues et mamelues, comme les danseuses nues de nos célèbres revues parisiennes.

Je ne sais pas par quel sortilège les femmes parviennent à modifier et à uniformiser leur physique pour être en harmonie avec la tendance du moment !

I.D.P. : Peut-on parler d'une suprématie de l'image sur la pensée ?

Dr J.-C. H. : Oui et non ! Oui, si l'on se réfère, par exemple, aux multiples émissions télévisées où l'image est omniprésente, mais sans pratiquement d'échange d'idées puisque aucun des participants ne peut arriver à formuler une phrase complète sans être interrompu et où aucun raisonnement ne peut être développé sans rebondir dans tous les sens vers autre chose. Notre vie est d'ailleurs sur le même schéma puisque, petit à petit, l'image dans son sens large prend le pas sur la réalité. Ainsi au restaurant, on vous souhaite un “ très, très, bon appétit ” mais on vous flanque dans votre assiette un truc incertain. La SNCF vous souhaite un bon voyage dans un train dont le chauffage est défaillant ! Quant à Air France, il lui arrive de se féliciter de vous avoir comme passager avec un retard de quelques heures ou du visiteur médical séduisant et sportif que vous venez de recevoir et qui est totalement inculte...

Aujourd'hui, l'image supplante certainement la pensée et le virtuel est en train de prendre le pas sur le réel !

I.D.P. : Certaines personnes n'ont-elles pas tendance à prendre du poids de manière anarchique pour désirer le perdre dans les mois qui suivent ?

Dr J.-C. H. : Vous avez raison. J'ai déjà dit que les comportements de nos concitoyens relèvent de la schizophrénie : ils veulent tout et son contraire, puis comme ils ne s'y reconnaissent plus, ils veulent se détruire !

Cette façon de faire est, au niveau de la société, une forme édulcorée du comportement boulimique. Le boulimique, pris d'une pulsion irrésistible (d'après lui !), s'empiffre d'une quantité énorme d'aliments qui ne se marient pas forcément bien entre eux. En d'autres termes, un boulimique peut ingurgiter n'importe quoi, dans des quantités énormes et en même temps : de la tarte aux fraises, du gâteau au chocolat, des rillettes et des sardines ! Toutefois, quand je dis " n'importe quoi ", il ne faut pas croire qu'il n'ait pas fait de choix ! Car quand il fait ses achats, il met dans son panier des produits appétissants. Puis il les stocke dans son placard, souvent avec un rituel (un peu comme un prêtre qui s'apprête à dire la messe). Enfin, quand le déclic est venu, la cérémonie de l'empiffrement commence.

Le plus souvent, cette cérémonie a lieu dans le secret de la cuisine, où le boulimique commence par se goinfrer salement (en s'en collant partout, comme un cochon). Une fois, cette nourriture avalée, vient la phase du vomissement : il a honte de sa faiblesse, il ressent la nécessité d'une punition, donc il va vomir ! Le vomissement correspond à cette punition qui réprime la honte. Puis, il s'endort, épuisé, dégoûté de lui-même et prêt à recommencer le lendemain. Un tel comportement est suicidaire et dénote une très grave psychose. Au niveau de la société, on peut considérer qu'un certain nombre de personnes ont un comportement similaire mais sur des mois, voire des années. C'est-à-dire que pendant des mois, des années, elles s'alimentent mal, mangent comme des goinfres puis, brutalement, décident de maigrir et se lancent dans des régimes aberrants, punitifs, qu'elles abandonnent en général rapidement... Donc, il y a effectivement une espèce de système masochiste que l'on pourrait appeler non pas sadomasochiste mais " goinfromasochiste " et qui fait qu'après des périodes de satisfaction des pulsions primaires par un " goinfrement ", certaines personnes mettent en place un régime de purification par la privation. Ce comportement tend effectivement à traiter son corps comme une marchandise, un engin, un outil. Le corps subit, dans ce cas précis, les fluctuations de ce que je n'ose pas appeler l'âme mais, peut-être, les déviations de l'esprit !

Enfin, il existe un cas particulier : celui des personnes qui, sans avoir eu de problèmes nutritionnels dans leur vie, présentent une modification brutale du comportement alimentaire pendant quelques mois, à la suite d'un événement particulier (deuil, divorce, perte de leur emploi...) ou d'une grande joie (gains au loto...). Cette modification s'explique par la traduction du stress psychologique dans l'alimentation. Ensuite, il est fréquent qu'après avoir repris leurs esprits, ces personnes souhaitent revenir à un poids normal et se mettent au régime. Dans de telles situations, on ne peut pas parler de comportement anarchique car c'est quelque chose d'accidentel, un peu comme un état dépressif en réaction à un problème de vie.

Chapitre III

UN SEUL RÉGIME : LA MÉTHODE SPOONLIGHT

Les régimes amaigrissants ne sont pas toujours synonymes d'efficacité

I.D.P. : Croyez-vous qu'il existe un régime miracle ?

Dr J.-C. H. : Avant toute chose, il convient de définir le mot " régime " ! Ce terme vient du latin *regimen* qui signifie : " le gouvernement qui règne et organise ". Un régime peut donc être défini comme l'ensemble des lois qui régissent la vie d'un pays ou d'un individu. C'est avant tout un mode de vie et non pas uniquement quelque chose d'alimentaire. De ce fait, on en revient toujours à la même chose : l'éducation.

À mon sens, l'utilisation du mot " régime ", quand il s'agit d'alimentation, ne se justifie que lorsqu'il s'agit de traiter une maladie. Ainsi, un patient qui présente des analyses sanguines montrant d'un taux d'acide urique trop élevé doit incontestablement être traité par un régime. C'est-à-dire que je lui dicte une loi alimentaire dans laquelle il est prévu, par exemple, de ne pas manger de rognons, de ris de veau ou d'abats en général, car ces aliments font monter son taux d'acide urique et provoquent des coliques néphrétiques ou des crises de goutte. Il s'agit bien là d'un régime. Il en est de même pour un patient qui aurait le foie malade et à qui je prescrirais, entre autres choses, de ne pas manger de fritures. Le régime alimentaire est donc une loi édictée par le médecin qui organise la vie du patient selon le régime indiqué.

Pour ce qui est de la perte de poids, il ne s'agit pas d'une nécessité médicale absolue, sauf cas extrême où l'on a affaire à une obésité due à une maladie. Dans ce cas, la nécessité d'une règle de conduite alimentaire stricte s'impose et il faut continuer en même temps à traiter la maladie causale. Mais l'immense majorité des gens qui désirent maigrir ne sont pas malades. Ils deviennent gros parce qu'ils laissent libre cours à leur gourmandise et qu'ils se nourrissent de n'importe quoi, n'importe comment, en suivant leurs instincts et certains mauvais conseils publicitaires. Toute la journée, ils grignotent des confiseries qu'ils trouvent dans les distributeurs automatiques installés sur les lieux de travail, dans le métro, les cours d'école... !

Pour essayer de répondre à votre question, je pense qu'il n'y a pas de régime miracle pour la bonne raison qu'il n'y a pas un régime du tout ! Et pour être tout à fait clair, je pense que tout ce qui est régime sévère avec suppression de tel ou tel aliment ou jeûne, n'est qu'une aberration. Bien sûr, il est tout à fait possible de faire une diète ou un régime strict pendant quelques jours après des abus, mais là, c'est circonstanciel.

Alors, le seul régime miracle qui existe, c'est une façon de vivre équilibrée avec une alimentation équilibrée. Toutefois, il faut tenir compte des besoins de chacun, car ce qui est équilibré pour vous ne l'est pas pour moi, ma chère Isabelle ! Vous mesurez 1,55 mètre, moi, 1,93 mètre, vous êtes une femme, je suis un homme, vous avez quatre enfants, j'ai 62 ans... Tout cela implique que nos besoins alimentaires soient très différents. Mais encore une fois, le régime miracle, c'est le bon sens.

I.D.P. : Conduire un régime, c'est bien, mais est-ce toujours suffisant ?

Dr J.-C. H. : J'ai répondu implicitement à cette question en répondant à la précédente : si l'on se contente simplement de l'aspect alimentaire, ce n'est pas suffisant : il faut étendre le concept de régime à toute l'organisation de la vie, c'est-à-dire aussi bien à sa façon de se nourrir que de se déplacer, qu'à celle de vivre en général. Il faut également veiller à la considération que l'on a de son propre corps, à la façon de s'imaginer, de se projeter, de s'habiller, de se tenir... En fait, c'est tout un ensemble et cela doit s'inscrire dans une globalité.

I.D.P. : Faut-il se fixer un objectif avant de commencer un régime ?

Dr J.-C. H. : Il est bien de se fixer un objectif, mais encore faut-il qu'il ne soit pas trop ambitieux. Ce qui est souhaitable, c'est de se fixer des objectifs successifs. Par exemple, si vous deviez perdre 20 kilos, vous pourriez, dans un premier temps, vous dire que vous allez en perdre 10. Puis, une fois ce premier objectif atteint, faire le point et décider de la suite. Pour en revenir à un exemple précis, c'est exactement ce qu'il faut faire. D'abord en disant : “ Je vais procéder en deux temps. Je vais d'abord essayer de perdre la moitié de ce que je veux perdre et puis après je verrai ! ”

I.D.P. : L'objectif est-il une question de kilos à perdre ou de temps ?

Dr J.-C. H. : Se fixer un objectif dans le temps, c'est bien présomptueux car cela voudrait dire que l'on peut planifier exactement son amaigrissement, or cela me paraît hypothétique ! Quand un amaigrissement est bien conduit et que tout se passe bien, on peut tabler, à peu près, sur 1 kilo par semaine, mais il faut envisager cette perte de manière globale. C'est-à-dire qu'il peut se passer 3 semaines sans que vous ne perdiez un seul gramme et puis, la semaine suivante, vous allez vous délester de 2 ou 3 kilos. Comme vous le voyez, les objectifs dans le temps ne peuvent pas être très précis. À quelques mois près, à la rigueur, car l'être humain n'est pas une machine et il a ses faiblesses. En revanche, un objectif de poids est tout à fait réalisable. Se dire : “ Je perdrais X kilos et je mettrai le temps qu'il faudra ”, voilà qui me paraît plus raisonnable.

En conclusion, on peut se fixer un objectif mais à condition qu'il soit réalisable, sans quoi il devient décourageant puisqu'il est impossible à atteindre !

I.D.P. : Quelle part donnez-vous à la motivation de celui, ou de celle, qui souhaite maigrir ?

Dr J.-C. H. : Cette question est très importante car la part qui revient à la motivation de celui, ou de celle, qui souhaite maigrir est de 100 %. En réalité tout repose là-dessus !

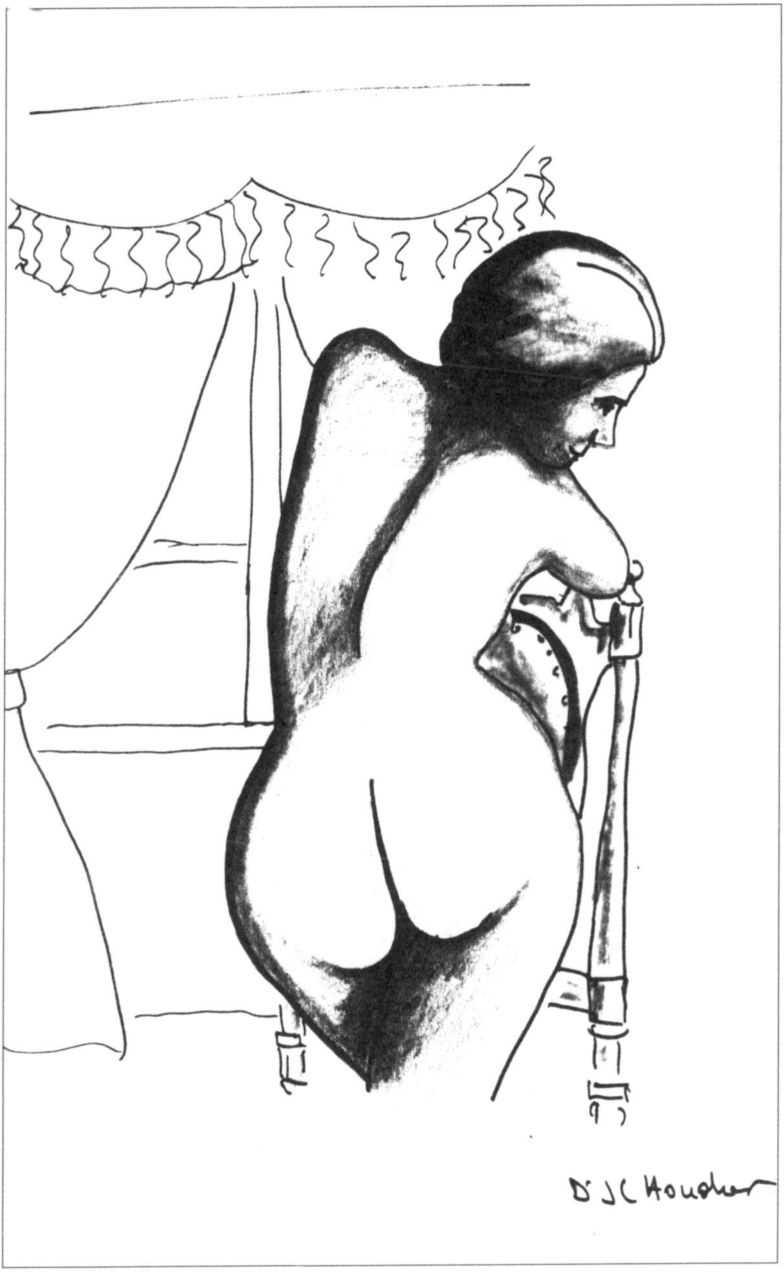
Dr JC Houdre

Si la personne qui souhaite maigrir le souhaite vraiment, sait ce qu'elle veut et est parfaitement décidée, je dirais qu'elle peut presque se passer de moi. Bien sûr, mon rôle se justifie pour l'entourer, l'encadrer, la motiver, la " coacher ", lui donner certaines explications au cas où, en cours de route, elle rencontrerait des problèmes. Je suis là aussi s'il faut lui prescrire des examens médicaux, mais disons que je suis un accompagnateur, un *coach* ! Quoi qu'il en soit, ce n'est pas moi qui fais le régime mais le patient et il le fait pour lui !

Comprenez bien, que personnellement, cela m'est bien égal qu'une personne que je ne connais pas soit grosse ou maigre... Alors même que je prends mon rôle de médecin très au sérieux, je ne me sens pour autant ni capable, ni concerné, ni motivé pour imposer à quiconque quelque chose qu'il ne souhaite pas vraiment !

La motivation est un point fondamental et la seule motivation valable est celle que le patient ressent pour lui-même. En d'autres termes, on pourrait dire que c'est une motivation purement égoïste ! C'est le patient qui se dit un jour : " Mais qui suis-je ? " Il se regarde dans une glace, et ne se reconnaît pas dans l'image de cette grosse bonne femme ou de ce gros bonhomme que lui renvoie le miroir. La vraie motivation, c'est celle où le patient se rend compte qu'il est comme une poupée russe, emprisonné à l'intérieur des emballages successifs qui l'entourent. Et il veut se retrouver, en sachant bien qu'il ne redeviendra évidemment pas à ce qu'il était à 25 ans ! Il ne s'agit pas de faire le chemin à l'envers, mais de redevenir à ce qu'il aurait dû être s'il n'avait pas trop grossi.

I.D.P. : La conduite d'un régime nécessite-t-elle une prise en charge médicale obligatoire ? Et si oui, quel est, selon vous, le rôle du médecin ?

Dr J.-C. H. : La conduite d'un amincissement ne nécessite pas obligatoirement une prise en charge médicale. Je pense qu'un tel acte doit avoir une raison. Chez une personne jeune et en bonne santé désireuse de perdre entre 1 et 10 kilos, une prise en charge médicale n'est pas véritablement nécessaire. Toutefois, cela ne la dispense pas de recevoir des explications simples et claires pour lui permettre de conduire un recentrement alimentaire harmonieux. Il lui serait fort préjudiciable que, par des mauvais conseils pêchés çà et là, elle fasse l'objet non d'un recentrement mais d'un déséquilibrage alimentaire ! À cet effet, elle peut prendre les compléments nutritionnels que j'indique dans ma méthode Spoonlight car tout cela est sans danger et ne peut que l'aider dans son entreprise. Maintenant si elle souhaite se faire accompagner par un médecin, libre à elle, mais je répète qu'il n'y a aucune espèce d'obligation.

Je ne dirais pas la même chose si la perte de poids envisagée dépasse les 10 kilos, car dans ce cas, même si la personne est jeune et en bonne santé, un suivi médical est justifié car il permet de vérifier que la tension artérielle ne baisse pas, qu'il n'y a pas un état de fatigue important... Dans ce cas, le médecin prescrira des bilans sanguins complets et réguliers (tous les 4 mois environ). La normalisation des examens (cholestérol, urée, triglycérides, poids en baisse...) a également un rôle d'encouragement à jouer auprès du patient. Le rôle du médecin est d'être un accompagnant-conseilleur.

Pour les personnes plus âgées (à partir de 45-50 ans selon l'état de santé général) ou qui souffrent d'une maladie quelconque ou de dysmétabolisme (excès de cholestérol, d'urée, de sucre...), un accompagnement médical est nécessaire, voire obligatoire.

En tout état de cause, quels que soient l'âge ou l'état de

santé, le médecin a un rôle que je qualifierai de 50 % médical et de 50 % de *coach*.

Il est évident qu'en raison du temps qu'il requiert, le *coaching* peut poser problème au médecin. En effet, je ne suis pas vraiment certain que les médecins conventionnés qui font de la médecine de masse aient du temps à consacrer à ce rôle de conseil. Les candidats à la perte de poids ont souvent des états d'âme et sont soucieux qu'on leur explique longuement comment cuisiner le poisson, les légumes... Par ailleurs, je crois tout bonnement que les médecins n'y ont pas été préparés et, de surcroît, cela les ennuie grandement ! Alors, ils se contentent de prescrire des médicaments !

Entre vous et moi, si j'étais à leur place, il n'est pas dit que je n'agirais pas de la sorte car, faute de temps, je ne sais pas trop comment il me serait possible de faire ce que je fais aujourd'hui ! Je comprends qu'un généraliste qui accepte de faire le boulot de maintenance de notre société et qui est payé juste de quoi vivre, n'ait pas de temps à perdre avec des personnes qui veulent maigrir, tout simplement parce qu'elles sont trop gourmandes !

I.D.P. : Entre ces deux phrases à laquelle adhérez-vous et pourquoi ? En cas de surpoids : “ Il faut suivre un régime ” ou “ Il faut conduire le bon régime ” ?

Dr J.-C. H. : J'ai le regret de vous dire que je n'adhère à aucune des deux, car dans l'une comme dans l'autre figure le mot régime, et vous savez ce que je pense de ce terme ! Néanmoins, s'il me fallait choisir, je m'orienterais plus volontiers vers la seconde car il faut effectivement conduire une meilleure alimentation.

Le message force que je veux exprimer est qu'il faut recentrer son alimentation. Pas seulement pendant la période de l'amaigrissement mais pour toute la vie. Par exemple, en ce qui vous concerne, ma chère Isabelle, si vous aviez à recentrer votre alimentation, je vous donnerais des conseils qu'il vous faudrait appliquer jusqu'à un âge avancé, car lorsqu'une personne revient à ses anciennes habitudes alimentaires, les mêmes problèmes resurgissent. À partir de ce postulat, l'histoire se reproduit sans fin…

I.D.P. : Les modifications alimentaires à suivre sont-elles dépendantes de la cause du surpoids ?

Dr J.-C. H. : Les modifications alimentaires dépendent bien évidemment de la cause du surpoids, mais si on élimine les obésités médicales pures (rares), les causes de surpoids sont le plus souvent liées à une mauvaise alimentation et à une suralimentation, voire à un déséquilibre alimentaire.

La solution est donc de rectifier cette alimentation et de déterminer les causes qui ont fait apparaître la surcharge pondérale. Si les causes sont identifiables, comme par exemple dans le cas d'une personne qui mangerait, chaque jour, une tablette de chocolat (cause identifiable), la modification à faire est de supprimer ou de diminuer la consommation de chocolat. Il en va de même pour une personne qui abuserait de beurre, de pommes de terre frites, de pâté ou de tout autre aliment.

Mais dans la majorité des cas, la cause est plurifactorielle. En effet, il est plutôt exceptionnel de rencontrer un patient qui avoue consommer 1 kilo de beurre par jour et avoir, par ailleurs, une alimentation tout à fait bien équilibrée ! En règle générale, les gens qui mangent trop de beurre, consomment trop de viande, trop de charcuterie, trop de gâteaux, trop de chocolat et boivent trop de vin... En conclusion, les modifications alimentaires ne concernent le plus souvent pas un aliment, mais davantage l'ensemble de l'alimentation dont il convient de corriger les excès ou les pulsions, garants d'une inévitable prise de poids.

Toutefois, il faut se garder de se fier aux apparences et le fait d'identifier les causes évidentes ne dispense pas d'identifier les éventuelles causes primaires, souvent d'ordre psychologique.

I.D.P. : Pouvez-vous faire une analyse critique des principaux régimes existants ?

Dr J.-C. H. : De nombreux régimes ont été mis sur la place publique. Malheureusement, ceux qui les ont pratiqués ont souvent connu des problèmes. Je me contenterai donc de citer les plus connus et pour chacun, je ne manquerai pas de vous donner mon opinion.

Le régime Atkins

Mis au point dans les années soixante-dix par le docteur Atkins, ce régime s'appuie sur la suppression totale des sucres car, selon sa théorie, les kilos superflus seraient le résultat non pas d'une alimentation trop abondante mais d'une mauvaise assimilation des sucres par notre organisme. La personne ne serait dès lors pas responsable de son surpoids puisqu'il s'agirait d'un déséquilibre du métabolisme alimentaire !

Mon avis : *Si le résultat de ce régime, sympathique de prime abord (puisque les graisses et les protéines peuvent être consommées à volonté), permet de maigrir vite et sans sensation de faim, on peut être certain qu'il génère une augmentation du taux de cholestérol et qu'à ce titre il risque d'être inadapté. Par ailleurs, la suppression d'une catégorie d'aliments n'est pas, de mon point de vue, une voie idéale.*

Le régime Montignac

Mis au point dans les années quatre-vingt, ce régime s'adressait plus particulièrement aux " hommes d'entreprise " contraints de faire de nombreux déjeuners d'affaires. Le principe était de dissocier la prise de graisses et de sucres, cette association étant tenue pour responsable de la prise de poids. Ainsi les aliments contenant à la fois sucres et graisses étaient à proscrire et tous les aliments contenant du sucre devaient faire l'objet d'une surveillance scrupuleuse.

Mon avis : *Ce régime favorisant l'augmentation du cholestérol est-il parfaitement adapté pour des individus stressés et à haut risque cardiaque, comme les hommes d'affaires et les cadres supérieurs ?*

Le régime protéiné

Venu des États-Unis, ce régime fut véritablement connu au cours des années quatre-vingt. Son principe est simple : supprimer les graisses et les sucres, et consommer des aliments exclusivement protéinés ou remplacer les aliments par des sachets protéinés.

Mon avis : *Je m'élève contre ce régime. Son principe est, comme je l'ai déjà expliqué à plusieurs reprises, de provoquer une augmentation du taux de cétone dans le sang, ce qui entraîne une baisse de l'appétit ! Non seulement, ce régime peut générer des carences mais, de surcroît, il est suivi d'une reprise de poids !*

Le régime Hollywood

Né aux États-Unis dans les années soixante, ce régime partait du principe que la papaye et l'ananas faisaient fondre nos graisses ! Son principe : manger un fruit (papaye, ananas ou pastèque) et attendre 2 heures avant de consommer un autre aliment. Une fois ce dernier aliment consommé, de la viande par exemple, il convient de ne plus changer de type d'aliment ! En quelque sorte, il s'agit encore une fois d'un régime fondé sur la dissociation. Sont exclus de ce régime tous les aliments industriels. Par ailleurs, tout écart doit être suivi d'une diète à base de fruits pendant 3 jours.

Mon avis : *Ce régime déséquilibré ne présente guère d'intérêt, sauf pour la constipation.*

Le régime Mayo

Très à la mode dans les années quatre-vingt, ce régime d'une durée de 2 semaines a pour principe d'être hypocalorique (moins de 1 000 calories par jour) et de faire consommer des œufs à volonté (de 4 à 7 par jour). La perte de poids annoncée peut être de 7 ou 8 kilos.

Mon avis : *C'est simple et assez efficace pour perdre 2 ou 3 kilos. À suivre pendant une semaine au maximum si vous n'avez pas un taux de cholestérol élevé. Par ailleurs, attention à la fraîcheur des œufs car sinon c'est l'écœurement garanti pour des années...*

Le régime Scardale

Très à la mode à la fin des années soixante-dix, ce régime conçu par le Dr américain Tarnower est fondé sur la prise de menus préétablis et hypocaloriques. Rien ne peut être consommé en dehors des aliments indiqués si l'on veut obtenir en 15 jours la perte de poids promise d'environ 8 kilos.

Mon avis : *Ce régime est compliqué à suivre puisque tous les aliments doivent être pesés. Si l'on souhaite faire ce régime, difficilement réalisable dans le temps, mieux vaut pratiquer une version adaptée où la personne mange en quantité ce qui est autorisé, et / ou élimine de son alimentation (pour un temps) les aliments déconseillés.*

Le régime dissocié

Très à la mode dans les années quatre-vingt, ce régime créé dans les années trente repose sur l'alternance stricte de la consommation exclusive, chaque jour, d'un seul type d'aliment (viande, fruits, légumes...).

Mon avis : *Sur le plan médical, ce régime ne présente guère d'intérêt et il provoque un déséquilibre fonctionnel qui se répète chaque jour. À la rigueur, il peut être suivi, pendant une semaine, pour rentrer dans sa robe de bal !*

Le régime Weight Watchers

Né aux États-Unis dans les années soixante, ce régime repose sur l'association d'un régime hypocalorique et d'une thérapie de groupe. Ces réunions ont lieu une fois par semaine pour une durée d'environ quarante-cinq minutes, sous la direction d'une animatrice. Chaque participant s'exprime et peut prodiguer des conseils aux autres.

Mon avis : *Si ce régime est un excellent programme sur le plan de l'équilibre alimentaire, il pose problème en cas d'échec, pouvant ne pas être supporté psychologiquement et pousser ses adeptes à ressentir un sentiment de culpabilité.*

À côté de tous ces régimes, brièvement décrits, il en existe encore de nombreux autres qu'il me paraît judicieux d'éviter. Ils sont en effet sources de carences ou de troubles du métabolisme, comme le régime sans sel (sauf indication médicale), le régime sans sucres lents, le régime sec (avec une restriction des apports liquides), le régime zen, le régime végétalien...

Un régime efficace est un régime supportable

I.D.P. : Pouvez-vous nous brosser les grandes lignes de ce que l'on peut qualifier de “ supportable ” pour un régime ?

Dr J.-C. H. : Pour qu'un régime soit supportable, la première règle est qu'il puisse être suivi durant toute la vie, sans pour autant avoir à modifier son mode de vie ! Je considère que ce n'est pas au patient de modifier sa façon de vivre pour me faire plaisir, mais qu'il est de mon ressort de lui mettre sur pied un programme qui soit compatible avec sa façon de vivre. Il doit avant tout changer ses habitudes alimentaires mais, pour le reste, à part quelques aménagements comme pratiquer un peu d'exercice physique, il n'y a pas grand-chose d'autre à faire. Une personne ne va pas changer de métier ou de ville ou encore d'activité pour me faire plaisir, même si je pense que c'est ce qu'il devrait faire !

Toutefois, il m'arrive parfois de suggérer à l'un de mes patients que tel ou tel changement pourrait lui être bénéfique. Par exemple, s'il doit effectuer chaque jour un trajet de deux heures pour se rendre à son travail et qu'il s'en plaint ou s'il m'exprime qu'il est malheureux dans son entreprise, je lui fais entrevoir que, peut-être, un changement professionnel serait à envisager car ces désagréments peuvent avoir un rôle dans la cause de son surpoids. C'est tout ce que je m'autorise ! Étant parfaitement incapable de trouver la solution, pourquoi voulez-vous que j'insiste ! Excepté générer un stress supplémentaire chez cette personne à qui je pose un problème que je ne peux pas résoudre, que ferais-je de plus ? Mon devoir est donc de lever le lièvre, mais certainement de m'arrêter là.

Alors, pour qu'un régime soit supportable et efficace, il faut que le candidat à la perte de poids puisse continuer à vivre comme à son habitude, tout en faisant ce que je lui dicte. J'insiste : mes consignes se doivent d'être simples à appliquer et en adéquation avec le style de vie que mène cette personne. La facilité doit être partout : au bureau, au restaurant, en famille, en voyage... Or les conseils que je donne en matière de recentrement alimentaire sont applicables très facilement, quelle que soit la situation dans laquelle se trouve mon patient. Toutefois, une condition doit être requise : il doit avoir le choix de ses aliments !

En règle générale, on peut toujours choisir ce que l'on va manger, que ce soit en faisant ses courses, en ouvrant son réfrigérateur, en allant au restaurant ou encore dans un self…

Le seul cas où le choix s'avère difficile, voire inexistant, c'est lorsque l'on est invité par sa grand-mère ou par des amis. Dans ce cas, il faut faire honneur à ce qu'a préparé la maîtresse de maison et, malheureusement, ces mets si gentiment offerts ne sont pas toujours ce que je préconise. Si, par exemple, on vous sert du foie gras en entrée, suivi d'un bon cassoulet et qu'on vous présente pour finir du fromage, de la salade et une charlotte au chocolat, ce n'est sûrement pas ce que j'aurais souhaité que vous mangiez ! Là vous êtes piégé !

Mais je suppose que la plupart des gens ne prennent pas tous leurs repas chez les autres ! Donc, admettons pour principe qu'il vous est presque toujours possible de choisir. Toutefois, j'aimerais ajouter une chose : le choix que je vous suggère peut se faire entre des aliments qui existent vraiment ! Parce que si je vous demande de choisir entre un aliment qui n'existe qu'en Nouvelle-Zélande et un autre en Polynésie, comme c'est le cas dans certains régimes, je ne vois pas très bien comment vous allez pouvoir faire ! C'est pourquoi, je ne conseille que des aliments très simples.

I.D.P. : Mais si ce choix s'avère impossible, que faire ?

Dr J.-C. H. : Quand vous n'avez pas le choix, mangez ce que vous pouvez et essayez en même temps de ne pas mettre en péril la perte de poids que vous avez obtenue et votre amitié avec la maîtresse de maison qui vous reçoit. Évitez de la vexer en ne touchant pas à votre assiette ! Servez-vous en petite quantité, goûtez et surtout soyez raisonnable sur l'alcool. Le lendemain, reprenez vos habitudes alimentaires et tout devrait revenir dans l'ordre rapidement, même si vous avez pris 500 grammes ou 1 kilo ! Encore une fois, gardez en mémoire que l'alcool est une source énorme de calories. Et si votre écart n'est qu'alimentaire, vous limiterez un peu les dégâts, maintenant s'il concerne en même temps les aliments et les boissons, c'est plus embêtant.

I.D.P. : Comment est née votre méthode Spoonlight ?

Dr J.-C. H. : Ma méthode Spoonlight est née progressivement car exerçant depuis les années soixante, j'ai toujours rencontré dans ma clientèle des personnes désireuses ou contraintes de perdre du poids. J'ai donc fait comme tous les médecins, c'est-à-dire comme j'ai pu.

Au début, j'ai eu recours aux coupe-faim et à divers produits de cette nature. Tout ça était violent et radical !

Puis, les choses ont peu à peu évolué, un certain nombre de produits ont été supprimés et ma conception de la perte de poids s'est parallèlement affinée.

À cette époque, je me suis dit qu'il devait certainement exister une autre solution. Mais, la méthode Spoonlight, telle que je la développe aujourd'hui, est véritablement née il y a une quinzaine d'années, car à cette époque l'activité des médecins spécialisés dans la perte de poids s'est trouvée sinistrée. Pratiquement du jour au lendemain, tous les produits sur lesquels ces médecins s'appuyaient, à grand renfort de conseils des laboratoires et d'expertises des professeurs de médecine, furent retirés du marché. Ces produits pour lesquels tout le monde s'accordait à dire qu'ils étaient sûrs et sans aucun danger furent montrés du doigt. D'un seul coup, les médecins se trouvèrent désemparés face à leurs patients : plus de coupe-faim plus ou moins à base d'amphétamines (le plus souvent déguisées par les laboratoires sous des noms bizarroïdes) aux activités supposées exceptionnelles, comme le dégoût du sucre...

Pour ma part, j'avais bien évidemment déjà réfléchi et mon sentiment était clair : la perte de poids passait avant tout par un recentrement alimentaire, mais à cette époque il était absolument impossible d'imposer une méthode fondée sur la volonté et l'effort personnels. Aussitôt, je me serais vu objecter par mes patients qu'il était plus simple de suivre les conseils de mes confrères qui proposaient des médicaments classiques et actifs permettant de maigrir sans faire de régime.

Dans ce cas pourquoi se martyriser quand on avait la possibilité de parvenir au même résultat, sans l'ombre d'un effort, avec les amphétamines ? Et que répondre quand on vous expliquait que, toujours sans effort et sans ne rien changer à ses habitudes alimentaires (c'est-à-dire en se gavant des mêmes choses aberrantes qui avaient provoqué la prise de poids !), il suffisait d'avaler une pilule qui vous coupait l'appétit et vous permettait de réduire de moitié ou des trois quarts vos quantités habituelles ? Il est bien évident qu'à l'instant même où la personne arrêtait son traitement, l'appétit revenait au galop et comme aucune décision de modification du choix alimentaire n'avait été prise, les kilos faisaient un retour spectaculaire !

Mais en attendant, on ne se “ prenait pas la tête ”, comme on dit aujourd'hui, puisque les laboratoires, avec la bénédiction de la Sécurité sociale et des autorités médicales, vous confortaient dans votre raisonnement ! Vous comprenez donc mieux pourquoi mes propos me faisaient alors passer pour un jeune abruti rétrograde, ennemi du progrès !

Puis, un jour, il est apparu clairement que ces médicaments avaient des effets secondaires importants : dès lors, au lieu de les amender ou de les modifier, on les a tout simplement supprimés !

Je suppose qu'il doit y avoir d'autres raisons que des raisons médicales à cette disparition, mais ce qui est certain, c'est que les médecins se sont retrouvés complètement désarmés face à leurs patients et qu'ils ne savaient plus quoi leur proposer. Les diurétiques et les extraits thyroïdiens étant reconnus depuis longtemps comme nuls et non avenus, et la diète (le recentrement alimentaire) paraissant inimaginable aux médecins et inacceptable aux patients habitués à maigrir sans efforts. La situation devenait critique.

C'est à ce moment-là que les protéines virent le jour. L'industrie eut l'idée d'occuper cette part de marché laissée pour compte, en introduisant ces nouveaux produits. En fait le raisonnement était le suivant : puisqu'on ne pouvait plus couper la faim de l'extérieur (en donnant un médicament), on allait la juguler de l'intérieur en provoquant des modifications de l'acidité sanguine destinée à agir au niveau du cerveau.

Le principe de la diète protéinée est simple : il suffit de déséquilibrer l'alimentation et de donner pour uniques nutriments des protéines. Cette façon de faire met l'organisme en cétose (formation en excès de cétones qui entraînent une modification de l'acidité du sang). Or cette acidité agit au niveau du cerveau en coupant l'appétit. Au bout de quelques jours de diète hyperprotidique, l'haleine sent l'acétone (comme les jeunes enfants quand ils ont des crises de foie) et l'appétit est coupé.

Dès lors on s'alimente moins, et en continuant à prendre des protéines (dont la teneur calorique est faible), on se retrouve avec un régime qui tourne aux alentours de 700 à 900 calories. Il est donc bien évident que, dans ces conditions, le résultat ne peut être qu'une perte de poids.

À mes yeux, cette façon de faire ne vaut guère mieux que la précédente car, d'une part, au lieu de vous “ corrompre ” de l'extérieur, on vous “ corrompt ” de l'intérieur et, d'autre part, vous n'apprenez rien, une fois de plus, sur la bonne manière de vous nourrir.

À l'arrêt des sachets protéinés, vous revenez bien évidemment au point de départ puisque vous recommencez à manger des rillettes, des tartines de beurre et de la tarte au chocolat ! Non seulement, vous vous retrouvez avec vos anciens kilos mais, en prime, avec quelques ennuis de santé que cette alimentation déséquilibrée vous aura gracieusement dispensés au passage !

Ma méthode Spoonlight est née à cette époque-là et les idées que je développais depuis longtemps, disons au moins depuis dix ans, se sont coordonnées avec ce vide médicamenteux puisque je n'étais plus obligé de me battre contre les amphétamines ! Le Moderatan et l'Isoméride disparus, et les diètes protéinées ayant contribué à l'écoeurement des patients, j'ai enfin pu faire état au grand jour de mon message. À savoir qu'il était grand temps d'apprendre à modifier son alimentation ! Bien évidemment et pendant un certain temps, les protéines ne m'ont pas facilité l'existence, mais, à présent, tout est rentré dans l'ordre et les patients ont compris qu'elles n'apportaient pas de solution globale.

Le temps est donc venu du recentrement alimentaire, accompagné d'une assistance de compléments nutritionnels de phytothérapie. Je tiens néanmoins à préciser une chose concernant l'utilisation des protéines, car j'ai l'air de les mépriser et, pourtant, je vais les conseiller. Vous allez sans doute penser que je suis atteint de la schizophrénie ambiante ! Détrompez-vous ! J'ai tout simplement fait un choix : les protéines me paraissent intéressantes mais certainement pas pour faire une diète protéinée ! Elles doivent être utilisées en complément, dans le cadre d'un recentrement alimentaire.

Dans ma méthode, je les utilise non pas comme unique aliment mais en tant que coupe-faim. Par exemple, au petit-déjeuner, je conseille à mes patients de prendre 2 sachets de protéines mélangés à 1/4 de litre de lait écrémé ou d'eau (pour ceux qui n'aiment pas ou ne supportent pas le lait). Dans la matinée (vers 11 heures) ou dans l'après-midi en cas de fringale, je recommande aussi la prise d'un sachet de protéines (goût salé ou sucré selon les convenances). Utilisées de la sorte, les protéines sont bienvenues pour couper la faim mais elles le font de façon intelligente car elles sont très peu caloriques (moins de 100 calories) et qu'il n'y a pas de risque de déséquilibrer l'alimentation. En fait, prendre un de ces sachets, c'est un peu comme si on mangeait un petit steak, mais sans en avoir les inconvénients car il n'y a pas de gras du tout. On pourrait objecter qu'une pomme pourrait être une meilleure solution ! Mais, tout le monde n'a pas forcément une pomme sous la main, alors qu'un sachet de protéines dans sa poche, c'est vraiment plus simple !

À présent, vous connaissez ma position sur l'emploi des protéines et vous comprenez sans doute mieux pourquoi, tout en récusant radicalement la diète protéinée dont maints ouvrages font grand cas, j'inclus néanmoins ces produits dans ma méthode.

I.D.P. : Quel cheminement vous a amené à mettre au point cette méthode ?

Dr J.-C. H. : À la fin des années cinquante, j'ai commencé à faire mes études de médecine à Tours et je les ai terminées en 1965 après avoir reçu une formation tout à fait classique, plutôt empreinte de bon sens, car près des réalités de la vie : points de suture, ramassage des blessés, fractures, fausses couches... Bref, " les choses de la vraie vie, avec les vrais gens " comme se plaisent à le dire les gens de la télé-réalité !

Puis j'ai été externe à l'hôpital de Tours et consultant en psychiatrie. Parallèlement, j'ai suivi une formation d'O.R.L., tout en assurant des remplacements ruraux dès 1963. Cette nouvelle expérience m'a permis d'acquérir une solide formation de médecin généraliste qui m'a amené à m'installer à la campagne en 1968. À cette époque, j'ai également occupé, à mi-temps, les fonctions de chef de service dans un hôpital. J'exerçais donc, à la fois, à la campagne et en ville. Les soins que je dispensais relevaient d'une médecine classique où je m'efforçais de mettre en pratique tout ce qui m'avait été enseigné à la Faculté.

En 1972, devant l'administration systématique d'antibiotiques aux enfants (deux à quatre fois en période hivernale) et de vasodilatateurs à toutes les personnes de plus de 65 ans, je me suis posé la question de savoir si cette façon de faire était la bonne ! Malgré les visites régulières des visiteurs médicaux (chargés de m'apporter les informations des laboratoires et des patrons hospitalo-universitaires) qui s'évertuaient à me rassurer et à calmer mes inquiétudes pour me ramener dans le droit chemin, le doute s'est installé ! Par curiosité, je me suis inscrit, à mes frais, à une formation d'homéopathie, puis d'acupuncture, d'auriculothérapie et enfin de phytothérapie. Riche de ces nouveaux enseignements, j'ai expérimenté ces techniques au sein de ma clientèle. À mon grand étonnement, je trouvais une réelle demande auprès de mes patients qui étaient enchantés des résultats. C'est ainsi que, peu à peu, l'homéopathie, la phytothérapie et la nutrition sont devenues ma pratique quotidienne.

En 1978, je me suis installé à Paris où j'ai commencé à exercer en tant que médecin homéopathe. J'ai acquis la conviction que la nutrition était l'un des éléments indispensables et synergiques de cette façon de soigner. Pour répondre à la demande de perte de poids, j'ai alors été amené à mettre au point une méthode particulière fondée sur le recentrement alimentaire. Je tiens à préciser que ce recentrement est un élément thérapeutique essentiel, non seulement dans la prise en charge de l'amincissement mais aussi dans le traitement de nombreuses autres affections (je vous renvoie à lecture des livres de mon collègue, le Dr Signalet, champion de la médecine nutritionnelle).

À la fin des années quatre-vingt, un petit laboratoire de phytothérapie, Sunrex, m'a demandé de contribuer à la mise au point des compléments nutritionnels et alimentaires destinés à accompagner et à aider les personnes dans leur recherche d'une meilleure santé. Ce fut pour moi une aventure unique me permettant de réaliser le rêve de tout thérapeute : concevoir les produits utilisés dans sa méthode !

Par la suite, j'ai été amené à prendre la succession du professeur Paul Belaîche, rénovateur bien connu de la médecine par les plantes en France.

Chapitre IV

PRÉSENTATION DE LA MÉTHODE SPOONLIGHT

Vers une définition du mieux maigrir

I.D.P. : Parlez-nous du recentrement alimentaire auquel vous êtes particulièrement attaché et que vous avez fait vôtre ?

Dr J.-C. H. : Très sincèrement, je ne crois pas que quelqu'un ait fait du recentrement alimentaire l'axe de sa méthode car c'est trop évident et pourtant il me semble que le succès de tout amaigrissement (durable) passe par là. Que faut-il entendre par recentrement ?

C'est très simple : le poids que vous avez aujourd'hui n'est autre que le résultat de votre façon de vous nourrir. Si votre poids est trop élevé, c'est probablement que vos habitudes alimentaires ne sont pas bonnes et qu'il convient de les changer sans plus attendre. Généralement, une mauvaise conduite de l'alimentation correspond à une part trop importante laissée à un type d'aliment : par exemple, trop d'aliments gras ou sucrés ou de féculents ou encore de viande ou de fromage... Cette façon de s'alimenter induit nécessairement un déséquilibre. Par conséquent, le principe du recentrement alimentaire c'est avant tout le rééquilibrage pour obtenir des proportions plus judicieuses entre chacun des types d'aliment consommés.

L'homme est omnivore, donc il doit manger de tout mais pas n'importe quoi !

Le recentrement est quelque chose de relativement standard. En règle générale, quelle que soit la personne, la proportion de graisses végétales, de protéines, de légumes, de féculents absorbés chaque jour doit être relativement constante. Et c'est à partir de cette base que je procède à des aménagements en fonction de chacun. C'est l'interrogatoire du patient qui va me guider sur ses habitudes alimentaires, c'est-à-dire : ses goûts, ses quantités alimentaires et ses horaires de repas. Ces horaires sont importants à connaître car ils permettent souvent de déduire ce que mange la personne. Il est rare qu'une personne qui dit s'alimenter à 16 heures avale un cassoulet ! Elle va plutôt orienter son choix vers une “ cochonnerie ” au chocolat (barre ou pain au chocolat...).

Le recentrement est donc la remise en place d'un équilibre proportionnel des aliments. Ce recentrement peut passer par plusieurs périodes. Au début, le souhait est de favoriser rapidement l'amaigrissement. Dans ce cas, je réduis proportionnellement la place des types d'aliment responsables du surpoids par rapport aux autres, quitte à la rélargir après. Mais, à aucun moment, une catégorie d'aliments ne se voit supprimée dans sa totalité.

Encore une fois, l'homme est comme le porc, il est omnivore il mange donc de tout et doit continuer à se nourrir de tout ! Mais attention : " de tout " ne signifie pas n'importe quoi, mais toutes les catégories d'aliments, protides, lipides, glucides, doivent être représentées dans son alimentation. Pour être plus simple, disons du poisson, de la viande, des laitages, des légumes, des fruits... En réalité, dans chaque classe, les aliments doivent être judicieusement choisis et c'est là qu'il y a une grande différence avec l'animal qui, lui, mange n'importe quoi dans chaque classe !

I.D.P. : Quelles sont les astuces pour bien encadrer son régime ?

Dr J.-C. H. : Voici quelques astuces que j'ai déjà publiées mais qui me semblent toujours d'actualité et dès lors utiles à rappeler !

• Faites vos courses au supermarché en ayant déjà le ventre plein, car sinon tout sera un objet de tentation.

• Allez seul faire vos courses pour ne pas être tenté de céder aux caprices de vos chères têtes blondes qui vont charger votre Caddie de mille confiseries, tout aussi inutiles que néfastes et coûteuses.

• Profitez d'un moment tranquille pour faire vos courses et partez avec une liste. Si vous êtes pressé ou préoccupé, vous aurez tendance à tendre la main vers ce qui vous attire sans même prendre le temps de la réflexion.

• N'oubliez jamais que ce qui est le plus apparent dans les rayons n'est ni le moins cher ni le meilleur, c'est simplement ce que le marchand a décidé de vous faire acheter.

• Pour un œuf, l'important n'est pas le jour où il a été emballé mais celui où il a été pondu.

• N'oubliez pas les achats anti-fringales : même si vous

n'avez pas faim au moment de faire vos courses, achetez des radis, des carottes, des tomates que vous serez bien heureux d'avoir sous la main si la faim vous surprend.

• Fréquentez assidûment les rayons de surgelés car les sachets de légumes, de fruits, de poissons, de crustacés, sans parler des volailles découpées, sont une source inépuisable d'idées de recettes de cuisine minceur.

• Alternez vos achats de laitages à 0 % et 20 % de matières grasses, car consommer toujours du 0 %, c'est bien fade.

• Évitez l'achat d'aliments préparés. Si vous souhaitez manger un yaourt aux fruits, prenez un yaourt nature et ajoutez-y des fruits frais et du sucre édulcorant en poudre, à votre convenance.

À présent, voici quelques astuces qui concernent le moment du repas :

• À table, servez-vous une seule fois de chaque plat. Veillez donc à vous servir suffisamment.

• Laissez toujours un petit quelque chose dans le fond de votre assiette, même si votre maman vous a appris le contraire.

• Ne gardez aucun reste au réfrigérateur. Un plat non terminé doit finir à la poubelle, pas dans votre estomac.

• Ne vous forcez pas à finir votre pain. Je sais bien que c'est choquant mais vous devez savoir ce que vous voulez.

• Choisissez entre l'entrée et le dessert. L'un ou l'autre suffit. Entrée + plat + café ou plat + dessert + café, c'est très bien !

• Prenez vos repas le plus tôt possible, de façon à avoir le moins faim possible à l'heure du repas.

• Si vous avez faim et qu'il est vraiment trop tôt, mangez immédiatement quelque chose sans attendre que la faim n'augmente : une pomme, un œuf dur, une ou deux carottes ou, mieux, un sachet de préparation protéinée Spoonlight au cacao, ou au cappuccino, ou à un autre parfum.

Cette liste peut bien évidemment être allongée et je laisse à chacun le soin d'y ajouter ses petites astuces personnelles…

I.D.P. : Quels sont les pièges à éviter ?

Dr J.-C. H. : Les repas où il est impossible de contrôler son menu. Ce qui est le cas dans les banquets, et surtout lorsque l'on trouve chez des amis ou en famille…

Lorsqu'on prend ses repas au restaurant, on peut choisir dans la carte, ou même dans le menu où l'on a, en général, une alternative viande et poisson ! Si l'on mange dans un self, on choisit ce que l'on met sur son plateau. Si l'on mange chez soi, on choisit ce qu'on achète en faisant ses courses. En conclusion, le seul moment où l'on se retrouve obligé de manger du foie gras, de la choucroute ou du vacherin, c'est quand on dîne chez sa grand-mère. Par conséquent, il faut soit éviter la répétition de ces repas familiaux et festifs, soit demander à la cuisinière d'adapter son menu à mes conseils (ce qui est d'ailleurs très facile). Dans les autres cas, faites comme vous pouvez, en essayant de repérer dans le repas ce qui s'avère le moins catastrophique.

Enfin, un autre piège qu'il faut éviter à tout prix, c'est votre gourmandise. Vous devez vous astreindre à la contrôler, car s'il est tout à fait possible de faire un extra, il ne doit pas se répéter souvent, sinon vous allez reprendre du poids et il vous faudra tout recommencer, en retrouvant votre détermination à maigrir !

Il existe aussi d'autres petits pièges, mais ils ont déjà fait l'objet de mes conseils : faire ses courses lorsqu'on a faim, le grignotage entre les repas, les boissons alcoolisées qui, dans la chaleur des repas bien arrosés et cordiaux, sont autant de facteurs qui conduisent à une prise de poids évidente. À ce propos, il faut essayer de prendre l'habitude de remplacer cet alcool par de l'eau ou par des sodas “ light ”. Vous devez garder en mémoire que vous ne devez pas vous autoriser plus de deux verres de vin rouge par jour. Enfin, méfiez-vous du chocolat qui peut parfois créer une dépendance. Il arrive souvent que certaines personnes qui entament une boîte de chocolat ne puissent s'arrêter qu'une fois la boîte vide. Cette dépendance peut aussi s'observer avec le sucre : il est bien connu que, consommé en grande quantité, il provoque une sorte de sensation d'ivresse.

I.D.P. : Peut-on tolérer quelques entorses à son régime et lesquelles ?

Dr J.-C. H. : Oui bien sûr ! Depuis les nombreuses années où j'exerce et que j'ai une vie sociale développée, j'ai remarqué que les personnes minces, qui vieillissent en le restant, mangent naturellement tout ce que je conseille. C'est-à-dire qu'elles n'aiment pas le chocolat, ni les sucreries, ni la viande et surtout pas le fromage ! Elles préfèrent les volailles, le poisson, les légumes et les fruits ! Tout cela par goût naturel et non par souci de maigrir. D'une façon toujours naturelle, elles prennent une entrée légère, suivie d'un poisson ou d'une volaille, accompagné d'un légume autre que des féculents. Elles ne prennent, en général, pas de dessert ou alors un fruit.

Si vous voulez faire manger la même chose à une personne qui consomme tous les jours des pommes de terre frites, des nouilles, du fromage, du chocolat plein de bon magnésium, elle est tout bonnement épouvantée et trouve cette alimentation horrible. Ainsi nous en revenons toujours à la même chose. Le fond du problème relève de quelque chose de culturel : l'éducation.

Les gens mangent ce qu'on leur a appris à manger et aiment ce qu'on leur a appris à aimer. Les petits Africains adorent se régaler de crickets frits et de larves rôties et je crains que ce ne soit pas le cas d'aucun des lecteurs de ce livre ! Tout est donc bien une question d'éducation.

Pour en revenir à votre question " Peut-on tolérer quelques entorses à son régime ? ", vous pouvez faire tout ce que bon vous semble ; vous n'êtes pas aux travaux forcés, mais inutile de venir vous plaindre, par la suite, y compris à vous-même. Si vous êtes amené à faire une entorse à mes conseils, ce n'est pas non plus la fin du monde, mais au moins prenez-y du plaisir ! Inutile de culpabiliser. Néanmoins il faut rester conscient ! Dites-vous : " Je fais une bêtise et ça me fait relativement plaisir ! Mais, finalement, ça ne transforme pas radicalement ma vie de m'empiffrer de cassoulet, ça ne m'apporte finalement pas de joies infinies ! Donc demain, je reprends mes bonnes habitudes alimentaires et m'en vais reléguer cet excellent moment de dégustation au rang des souvenirs ! " En conclusion, une entorse au régime n'a rien de grave, néanmoins elle retarde d'autant l'amincissement ! Ma chère Isabelle, il faut savoir ce qu'on veut !

Maintenant, si vos entorses sont récurrentes, ne vous étonnez pas d'une nouvelle prise de poids et de voir tous vos efforts réduits à néant. Vous êtes comme Sisyphe qui pousse son rocher le jour, pour le voir retomber la nuit... Cela peut de ce fait durer jusqu'à la fin des temps. Si cette façon de faire vous permet de vous maintenir à un poids normal, cela n'est encore pas trop grave, mais si cela vous empêche de décrocher de vos 120 kilos, le problème est tout autre ! Enfin, encore une fois, l'important, c'est de s'en rendre compte, d'être conscient et déterminé.

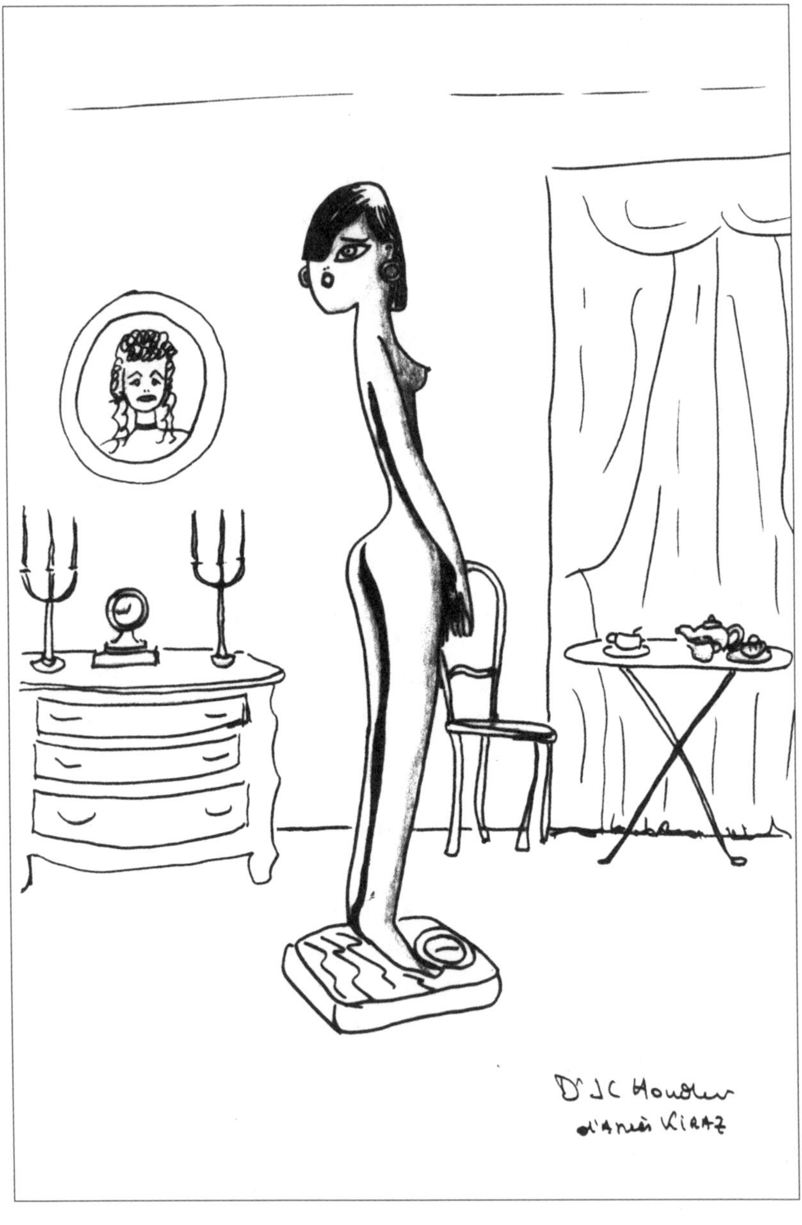
d'après KIRAZ

I.D.P. : Faut-il cacher sa balance ou, au contraire, contrôler son poids chaque jour lorsque l'on suit un régime ?

Dr J.-C. H. : Ni l'un ni l'autre ! Je ne vois pourquoi on aurait peur de qui que ce soit, y compris de moi ! Je ne souhaite pas être considéré par mes patients comme un Père fouettard ! Toute personne doit pouvoir se tenir debout face à l'adversité, face à ses problèmes, face à elle-même et se débrouiller avec. Il n'y a pas à avoir peur de la ferraille d'une balance ! Soit dit en passant, les balances sophistiquées qui vous parlent et vous analysent dès que vous posez les pieds dessus, me paraissent tout à fait superflues.

La seule balance valable est la classique, dotée d'un curseur et non d'un ressort. L'inconvénient est que cela vaut environ 200 euros mais, pour le prix, on a un résultat parfaitement fiable. Tout le reste est, à mon avis, du registre du gadget.

Alors à quel moment se peser ? Dans la période de perte de poids, il faut se peser tous les deux ou trois jours, pour voir où l'on en est. Quand un poids convenable est atteint, contentez-vous d'une fois par semaine ou tous les dix jours.

La méthode Spoonlight

I.D.P. : Cette méthode est-elle née de la nécessité de créer un nouveau concept du régime amaigrissant ?

Dr J.-C. H. : Exactement ! Car les mentalités ont évolué et je pense qu'aujourd'hui les patients et les médecins ne sont plus en mesure, ou prêts, à accepter ce qui se faisait auparavant.

Les patients, rebutés par les régimes de famine, ont compris que tous ceux qui leur étaient proposés jusqu'ici étaient sans intérêt puisque régulièrement suivis d'une reprise de poids.

Les médecins, parce qu'ils commencent à admettre que le régime reposant sur des interdits a aujourd'hui vécu et qu'ils ressentent (plus ou moins confusément) qu'il est grand temps de passer à l'éducation. Les médecins ne sont ni habitués ni armés pour faire face à ce genre de problème, le système n'ayant pas été conçu pour qu'ils tiennent ce rôle d'éducateurs.

C'est à partir de ce constat-là que j'ai ressenti la nécessité de créer un nouveau concept d'amincissement s'inspirant de ce que je viens d'expliquer. Mon concept passe avant tout par l'éducation, c'est-à-dire par le fait d'expliquer aux gens qui viennent me consulter ce qu'ils ont intérêt à manger ou à ne pas manger ! Dit ainsi, cela peut paraître simpliste, mais je peux assurer que c'est extrêmement difficile puisque ces affirmations contredisent l'information des médias qui va dans le sens d'une consommation de plus en plus importante, de moins en moins chère, donc de plus en plus massive ! Par ailleurs, la disparition totale et définitive des coupe-faim a modifié la donne ! Aujourd'hui, tous les médecins sont à égalité et celui qui, comme moi, prêche pour une meilleure organisation de l'alimentation n'est plus systématiquement ridiculisé par son confrère qui n'est plus dans la capacité d'obtenir, grâce aux amphétamines, des résultats immédiats et sans effort de la part de ses patients ! Cette nouvelle situation permet donc de dispenser et d'expliquer une méthode d'amaigrissement fondée sur un petit effort individuel, une meilleure éducation et l'usage de compléments nutritionnels !

I.D.P. : Quel est l'avantage d'utiliser les médecines naturelles pour un régime amaigrissant ?

Dr J.-C. H. : D'abord, voici ma définition des médecines naturelles : c'est la médecine qui fait appel à la science traditionnelle. Elle n'utilise pas ce que l'homme fabrique mais ce que la nature fabrique. Cette médecine est intéressante car elle repose sur l'usage de méthodes et de produits qui ont toujours existé et qui existeront toujours, contrairement aux médicaments allopathiques qui peuvent disparaître – on le sait – un beau matin parce qu'on s'est aperçu qu'ils sont dangereux ou inefficaces ! Incroyable mais vrai !

Il est clair que l'usage des compléments nutritionnels (extraits des plantes) ne risque pas de nous amener à de tels désagréments puisqu'ils sont utilisés depuis plus de mille ans et qu'ils ont fait leur preuve, même si la pharmacie chimique les considère avec ironie et prétend qu'il s'agit d'un fatras de vieilleries inefficaces ! Ces propos me semblent non fondés. La médecine par les plantes n'a plus à faire la preuve de son activité, d'ailleurs la pharmacie chimique en a longtemps découlé et, durant de longues dizaines d'années, son but a toujours été de copier la nature ! L'avantage de la médecine naturelle est que son action est douce, progressive, et que tout traitement qui s'en inspire peut être prolongé sans inconvénient et pendant très longtemps. Or ces caractéristiques sont nécessaires pour asseoir les bénéfices d'un régime de perte de poids car il faut laisser le temps au temps.

I.D.P. : Pouvez-vous nous décrire en détail votre méthode Spoonlight ?

Dr J.-C. H. : La méthode Spoonlight repose sur le recentrement alimentaire et l'usage de compléments nutritionnels, étant bien entendu qu'en plus de cette base chacun peut y adjoindre les soins particuliers qui peuvent lui être nécessaires : des plantes à visée circulatoire en cas de jambes lourdes ou de varices, des plantes digestives...

1. Premier pilier de la méthode : le recentrement alimentaire

Si vous avez grossi, c'est que votre alimentation ne vous convient pas (sauf si la cause est médicale). Votre façon de manger vous convenait peut-être quand vous aviez 15, 20 ou 30 ans, mais aujourd'hui vos besoins ont changé et votre alimentation est restée la même. À l'inverse, peut-être que le mariage, les grossesses, le travail vous ont entraînée à changer votre alimentation, à manger davantage, alors que vos besoins n'ont pas forcément augmenté et ont peut-être même diminué. Il est vrai que rien n'est fait pour faciliter une alimentation légère, simple et bien équilibrée ! Partout, ce n'est que débauche d'offres plus alléchantes les unes que les autres, de nourritures colorées, jolies, attractives et bourrées de calories ! Depuis une trentaine d'années, la grande distribution alimentaire a changé nos habitudes gastronomiques. Quand j'étais enfant, j'allais au moins deux fois par jour faire les courses de ma mère chez l'épicier, le boucher, le boulanger, la crémière... Ainsi les produits étaient toujours frais puisque personne n'avait de réfrigérateur et encore moins de congélateur : on ne stockait pas la nourriture, on la mangeait ou on la jetait et si on la gardait, elle vous rendait malade. Seuls les commerçants disposaient de glacières. Je ne regrette pas cette période, car bien évidemment, sur un plan sanitaire, les machines ont amené un énorme progrès mais il n'empêche qu'elles ont même donné naissance à une énorme débauche alimentaire ! La visite au supermarché est une véritable descente dans la caverne d'Ali Baba. L'abondance et la surabondance de victuailles bien présentées et appétissantes ne peuvent avoir qu'un fort impact sur tout le monde et encore plus sur les âmes simples. Comment résister à l'appel des centaines de pizzas surgelées, de la sarabande de fromages alléchants, de la débauche du rayon pâtisseries, des biscuits au beurre par paquets de douze tellement plus avantageux... On charge le panier de nourritures qui n'étaient pas forcément prévues mais “ ça fait tellement plaisir au petit et en plus c'est en promotion ! ”. Très bien ! Mais après, il va bien falloir manger tout cela ! On ne va pas jeter tout de même ! Et comme, pour notre malheur, c'est bon et qu'en prime, à la radio, on vous répète qu'il faut bien manger le matin à 7 heures et goûter à 16, qu'à un autre moment un chroniqueur gastronomique vous explique très sérieusement que “ la bouffe : c'est la culture ” et que, pour finir, un médecin diététicien vous raconte que rien n'est plus diététique que la baguette tartinée de bon beurre charentais car c'est naturel ; on mange tout cela l'esprit en paix, sûr de bien faire !

Les grosses fesses ne tombent donc pas tout droit du ciel et ce n'est pas non plus la nature qui est mal faite !

Au petit déjeuner, pour suivre la mode, on va prendre des céréales (100 grammes environ : 400 calories) avec un peu de confiture et un bon laitage (yaourt ordinaire : 100 calories, sucre : 20 calories par morceau). En général, tout cela correspond à 300 ou 400 calories et comme l'apport en sucre est majoritaire, la sensation de fringale réactionnelle survient souvent vers 11 heures, poussant alors au grignotage de ce qui tombe sous la main, autrement dit d'une barre chocolatée bien sucrée, extraite du distributeur disposé dans le couloir ou à la cafétéria par ceux qui en tirent le bénéfice. Pour ceux qui prennent un petit déjeuner plus classique : jus d'orange du supermarché (bourré de sucre : 70 calories environ), café au lait (totalement indigeste), croissants (180 calories par pièce environ) ou pain (une demi-baguette : 340 calories), beurre (20 grammes : 150 calories), confiture (3 cuillerées à café : 90 calories). Le total de ce premier repas se situe donc entre 270 et 580 calories !

À l'heure du déjeuner, certains rentrent chez eux et sont donc maîtres de leur alimentation et seuls responsables des erreurs éventuelles. D'autres prennent sur leur lieu de travail la gamelle qu'ils ont apportée, le plat unique de la cantine ou le plat du jour du bistrot.

Les plus chanceux (à mon sens) sont ceux qui peuvent choisir les aliments qu'ils vont mettre sur leur plateau au self, sans parler, bien sûr, de ceux qui déjeunent au restaurant et qui ont la carte à leur disposition. Sciemment, je ne m'étendrai pas sur les adeptes du sandwich et des fast-foods, où le choix proposé s'étend entre le gras et le sucré ou le sucré et le gras !

Si tout va bien et que vous vous êtes correctement nourri, vous ne succomberez pas dans l'après-midi à la fringale ou à la tentation du distributeur de friandises.

En revanche, l'avant-dîner est souvent une période critique à éviter, en dînant le plus tôt possible. C'est, en effet, le moment du petit verre qui relaxe, des cacahuètes qui engraissent et des assiettes des enfants qu'on termine pour ne pas gâcher...

Au dîner, l'alimentation est en général assez différente : les célibataires prennent un plat cuisiné ou un surgelé avec un petit dessert et les mères de famille, si elles ne sont pas trop fatiguées, essaient souvent de cuisiner un peu, à base de surgelés. Quoi qu'il en soit, la plupart du temps, tout cela évolue vers le " n'importe quoi " à l'américaine ou à l'anglaise où se présente un truc dans une boîte en carton, destinée après consommation de son contenu à être directement jetée à la poubelle pour éviter la vaisselle. Puis vient l'après-dîner, ou autrement dit la séance télé-cinéma, avec ses Esquimau, ses biscuits et le pipi à l'entracte !

Tout cela était inimaginable il y a 40 ans car la vie était

différente, les femmes travaillant moins : en d'autres termes, la tradition culinaire était encore vivace. Aujourd'hui, nous sommes dans une période de mutation et les modifications de notre alimentation collective sont progressives et insidieuses. L'alimentation des Parisiens ressemble à celles des Américains d'il y a 3 ou 4 ans et celle des provinciaux à celles des Parisiens d'il y a 3 ou 4 ans ! Il est donc à prévoir que dans 20 ans, beaucoup de commerces alimentaires de proximité auront disparu, sauf le petit Arabe du coin car il est le seul à rester ouvert jusqu'à minuit. La France entière se nourrira alors de plats cuisinés tout faits surgelés en mangeant du pain surgelé et des desserts industriels.

Ceux qui continueront à s'accrocher à la nourriture bio seront peut-être mieux lotis mais doivent savoir que le label bio n'est pas forcément hypocalorique, bien au contraire ! Par exemple, le fromage de chèvre sec, bien naturel et bien bio, fait 466 calories pour 100 grammes. Or 100 grammes, c'est très vite englouti avec une bonne tranche de pain de campagne à 261 calories les 100 grammes et 1 ou 2 verres de Sancerre (1 verre = 100 calories).

Voici donc brièvement et synthétiquement brossé le tableau très général de nos habitudes alimentaires. Si par goût, vous êtes guidé vers des aliments à basses calories, il est probable que vous ne grossirez pas d'un gramme et que spontanément vous corrigerez les petites erreurs que vous pouvez être amené à faire dans des occasions particulières (vacances, périodes de fêtes...).

Comme je vous l'ai déjà dit, j'ai pu constater que l'immense majorité des femmes minces ne mangent quasiment jamais, par goût, d'aliments qui font grossir. Dans ces conditions, elles sont et restent minces, fraîches, sans cholestérol, jusqu'à la fin de leurs jours. Malheureusement, tout le monde n'est pas dans ce cas et l'immense majorité est composée de ceux qui, naturellement, par convivialité ou pour faire comme tout le monde, mangent mal puisqu'ils grossissent.

Le recentrement alimentaire consiste donc à ramener les gens vers une alimentation qui leur permet, dans un premier temps, de perdre les kilos qu'ils ont accumulés et, dans un deuxième, de ne pas les reprendre.

Pour y parvenir, il faut d'abord apprendre quelque chose et faire en sorte que ce recentrement soit définitif car les mêmes causes provoquent toujours les mêmes effets ! Vous grossissez parce que ce que vous mangez n'est pas ce qui vous convient. En conséquence si vous rectifiez, vous maigrirez et si vous recommencez à manger comme avant, vous regrossirez comme avant.

Quelques conseils sur les aliments et les boissons à consommer

Pour vous aider dans votre recentrement, vous trouverez ci-dessous quelques conseils sur les aliments et les boissons que je recommande à mes patients. Vous pouvez manger tout ce qui est inscrit et autant que vous le souhaitez mais bien évidemment dans la limite de votre appétit !

Toutefois, pour optimiser votre chance de réussir votre amaigrissement, vous devez vous conformer exactement à mes interdits.

• Les boissons

Eaux

Je ne vous apprendrai certainement pas grand-chose en vous rappelant que la meilleure des boissons, la plus saine et la plus naturelle, c'est bien évidemment l'eau.

Pour un bon fonctionnement de l'organisme, toute personne doit absorber tous les jours au moins l'équivalent d'un litre et demi d'eau, en sachant que tous les aliments en contiennent plus ou moins selon leur nature. Par exemple, la salade contient davantage d'eau que les carottes et que les poissons.

Vous pouvez, selon vos goûts, boire indifféremment de l'eau plate ou gazeuse, mais je vous conseille d'utiliser dans tous les cas une eau pauvre en sel, car le sel favorise la rétention d'eau dans les tissus, ce qui peut nuire à la bonne élimination des toxines par les urines.

Boissons light

Toutes les boissons dites light vous sont autorisées car le sucre y est remplacé par un édulcorant (l'aspartame par exemple). L'apport calorique est si faible, que je ne fais pas de différence avec l'eau.

Jus de fruits et de légumes

En revanche, tous les jus de fruits du commerce sont à proscrire, car leur teneur en sucre est beaucoup trop importante. Je ferai cependant une exception pour lc jus de tomate.

Si vous souhaitez boire un jus de fruit, pressez ou centrifugez vous-même les fruits. Les centrifugeuses permettent d'obtenir jus de fruit ou de légume en un rien de temps. N'oubliez pas qu'un jus de fruit ou de légume doit être immédiatement consommé, sans quoi vous perdez le bénéfice des vitamines.

Le lait

Si vous supportez le lait et que vous aimez son goût, ne vous privez pas et buvez-en de façon régulière. Attention : n'achetez et ne buvez que du lait demi-écrémé (conditionnement bleu) ou écrémé (conditionnement vert).

Par ailleurs, je vous déconseille le lait mélangé au café, car c'est un véritable poison pour le foie !

L'alcool

Toutes les boissons contenant de l'alcool sont interdites ! Qu'il s'agisse de vins, d'apéritifs, de digestifs, de bières ou de cidres : toutes ces boissons sont hypercaloriques.

Si vous vous donnez le mal de recentrer votre alimentation en prenant des aliments sains, dites vous que tous vos efforts sont strictement inutiles si par ailleurs vous buvez des boissons alcoolisées.

Les deux exceptions que je vous autorise volontiers sont : le vin rouge si vous n'excédez pas 1 ou 2 verres par jour et les bières sans alcool, si vous en buvez en quantité raisonnable.

• Les aliments

Les œufs

Si votre taux de cholestérol n'est pas trop élevé, il vous est possible de manger 4 à 6 œufs par semaine. Selon votre convenance, dégustez-les durs, en omelette ou au plat : l'important étant de les cuisiner sans adjonction de corps gras. À cet effet, optez pour une poêle non adhésive.

Les crustacés

Si vous aimez les crustacés, surtout ne vous en privez pas ! Vous pouvez les déguster soit crus, soit cuits et dans les quantités que vous souhaitez.

Les poissons

Le poisson est un excellent aliment et l'idéal est que vous en consommiez, crus ou cuits, une fois par jour. Vous pouvez choisir parmi toutes les espèces : toutefois les sardines et le thon sont déconseillés en raison de leur valeur calorique plus élevée.

Si vous choisissez de manger du poisson cuit, vous avez le choix entre le faire cuire au court-bouillon, à la vapeur, au micro-ondes ou en papillote (poisson enfermé dans du papier d'aluminium). Le seul mode cuisson à bannir est la friture.

Les viandes

La viande est un aliment très apprécié des Occidentaux, d'où un certain nombre de problèmes de santé comme le surpoids ou un taux d'acide urique trop élevé !

Si vous aimez la viande, durant tout le temps de votre amaigrissement, choisissez soit une volaille (poulet, dinde, pintade, coquelet, autruche...), soit du lapin, du veau, du cheval ou encore du jambon blanc (sans manger le gras si possible).

Évitez absolument les viandes de mouton, de bœuf, d'agneau et de porc. Une fois votre poids convenable atteint, vous pourrez vous autoriser à en manger modérement, mais il vous faudra toujours choisir des morceaux maigres.

Les desserts

Il est évident que tout ce qui peut ressembler de près ou de loin à un gâteau ou à une confiserie industrielle est à bannir ! En revanche, confectionnez les vous-mêmes (ils n'en seront d'ailleurs que bien meilleurs !) en adaptant les recettes à mes conseils. Utilisez des fruits ou encore des sorbets que vous prendrez soin de sucrer avec un édulcorant.

Une fois votre amaigrissement mené à bien, il vous sera autorisé de déguster de délicieuses tartes maison mais à la condition de ne pas en abuser !

2. Deuxième pilier de la méthode : la phytothérapie

I.D.P. : Que pensez-vous de l'utilisation de la phytothérapie ?

Dr J.-C. H. : L'application de la phytothérapie à la cure d'amaigrissement constitue le deuxième grand axe de ma méthode Spoonlight. J'utilise les plantes selon deux principes. L'un que je qualifierais de principe de base puisqu'il s'applique à tous les patients qui souhaitent perdre du poids et l'autre de principe d'individualisation puisque mes conseils sont fonction de la problématique de chaque patient.

Si une personne souffre de troubles veineux ou d'insomnie, j'associe au traitement de base des plantes spécifiques pour la circulation ou pour le sommeil. Il est clair qu'un patient qui me dit occuper ses insomnies par un grignotage a de fortes chances de prendre du poids. Dans ce cas, je lui conseille des plantes comme le coquelicot, le tilleul, ou l'eschscholtzia. Cette individualisation du traitement phytothérapique au cas par cas est indispensable car le traitement des petites misères annexes aide à la perte de poids.

I.D.P. : Quel est le traitement de base de la méthode Spoonlight ?

Dr J.-C. H. : La base de ma méthode repose sur l'usage de 6 compléments nutritionnels composés de plantes, auxquels viennent s'ajouter des compléments alimentaires à base de protéines.

Les compléments nutritionnels...

Les compléments nutritionnels ne sont pas des médicaments mais des plantes ou des minéraux aux propriétés traditionnellement éprouvées. Leur usage régulier aide à diminuer l'appétit, la fatigue, le stress, à favoriser les éliminations et à apporter à l'organisme les oligo-éléments et les vitamines dont il a besoin pour bien fonctionner. Par ailleurs, ils contribuent grandement à soutenir le " curiste " autant sur un plan physique que psychologique, c'est pourquoi j'en ai fait un des éléments de l'observance de la méthode Spoonlight.

• Le complément nutritionnel " coupe-faim " (1)

Ce complément est à base de gomme de guar, d'orthosiphon et de tégument d'ispaghul.

La gomme de guar *(Cyamposis tetragonolobus)*

C'est le résultat du broyage des graines de guar. Le guar est une plante herbacée cultivée en Inde, au Pakistan, au Texas et en Amérique centrale. La gomme est une pectine qui agit sur le métabolisme glucidique en diminuant le taux de sucre et d'insuline dans le sang après les repas. Par ailleurs, elle favorise la diminution du cholestérol et particulièrement du LDL (mauvais cholestérol).

Son action de modérateur de l'appétit est connue depuis longtemps et est due à sa capacité de former au contact de l'eau un gel colloïdal qui remplit l'estomac.

L'ispaghul *(Plantago ovata)*

Cette plante annuelle cultivée en Inde et au Pakistan a une action purement mécanique en raison du mucilage qu'elle contient. Au contact de l'eau, le mucilage forme un gel volumineux qui provoque une sensation de réplétion gastrique.

1. *Voir en annexe "Les produits de la cure Spoonlight", page 267.*

<u>L'orthosiphon ou thé de java *(Orthosiphon stamineus)*</u>

Originaire d'Indonésie, cette plante est riche en sels de potassium et en composés phénoliques. Ses feuilles sont traditionnellement utilisées pour favoriser les fonctions d'élimination rénales et digestives.

• Le régulateur de l'assimilation des graisses et des sucres (2)

<u>Le cactus nopal *(Opuntia Ficus indica)*</u>

Ce complément nutritionnel est composé d'extraits d'un cactus mexicain et américain de la famille des Ficus : l'*Opuntia Ficus indica*, nommé aussi nopal.

Les tiges forment des segments plats (raquettes) parsemés de touffes d'aiguillons. Les fleurs jaune vif font place à des fruits violets de forme arrondie. Ce fruit est un sycone, c'est-à-dire qu'il est composé d'akènes regroupés dans un réceptacle charnu.

Ce cactus géant (d'une hauteur de 3 mètres) s'est acclimaté dans toutes les régions semi-tropicales, il fleurit au printemps et ses fruits sont récoltés en été pour la consommation alimentaire.

Par incision du tronc, on recueille un latex qui coagule rapidement. Filtré, puis desséché, il constitue la ficine brute. La ficine est un mélange de protéases qui possède une activité voisine de celle de la papaïne.

Cette plante est traditionnellement et empiriquement utilisée au Mexique dans le traitement des diabétiques.

Depuis 1957, des travaux ont été menés sur l'action de la poudre d'extrait total de la plante à l'Institut national de nutrition à Mexico. D'autres travaux ont été conduits à la faculté des sciences de l'université de Mexico et des expérimentations ont été faites à la clinique pour obèses et diabétiques de l'Institut national de nutrition du Mexique.

2. Voir en annexe "Les produits de la cure Spoonlight", page 267.

Les résultats obtenus dès le quinzième jour ont montré :

– une réduction significative du cholestérol total ;

– Le ß cholestérol, les triglycérides et le poids du corps ont diminué chez les sujets obèses et diabétiques ;

– la glycémie est descendue en moyenne de 63,4 milligrammes chez les diabétiques et de 3,86 milligrammes chez les non-diabétiques.

Il semble donc évident que ce produit végétal contribue efficacement à stabiliser, et à équilibrer les taux de graisses (cholestérol, triglycérides) et du sucre dans le sang.

Les effets hypoglycémiants significatifs sont au maximum dans les 4 à 6 heures qui suivent l'ingestion de fibres d'opuntia. Par ailleurs, il est aussi intéressant de signaler que cette plante contient du béta-carotène, antioxydant connu, qui est actif dans la protection de la rétine du diabétique.

Les fibres végétales, les mucilages et les enzymes de la plante agissent à deux niveaux dans le cadre du traitement de la surcharge pondérale. D'une part, les fibres non digestibles ont une action de lest intestinal et contribuent à une accélération douce du transit. D'autre part, et surtout, ces fibres se combinent aux graisses alimentaires (cholestérol, triglycérides) et aux sucres pour être éliminées avec elles dans les selles. Cette plante agit donc de manière tout à fait comparable à celle de l'Orlistat (médicament chimique contre l'obésité) sans en avoir les inconvénients car on n'observe jamais de selles grasses ou diarrhéiques qui gênent au plus haut point les utilisateurs de l'Orlistat.

Récemment, on a décrit l'action plus particulièrement bénéfique d'une sous-classe d'*Opuntia Ficus indica* : l'*Opuntia Streptacantha* dont la prise conjointe à celle d'un antidiabétique chimique augmenterait l'action du médicament.

• Le complexe polyvitaminique et polymétallique (3)

La formule est composée d'un cocktail de vitamines très complet et de sels minéraux réalisant à eux seuls les apports quotidiens recommandés.

Riche en magnésium et en calcium, ce complément nutritionnel assure contre une carence éventuelle dans le déroulement du programme au cours des régimes d'amaigrissement. En raison de ses composants, il peut être utilisé dans tous les cas de fatigue, de stress ou à titre préventif, l'hiver...

Il contient les vitamines C, E, PP, B1, B2, B5, B6, B9, B12, A, H et des gluconates de magnésium, zinc, cuivre, potassium, fer...

• Le complément nutritionnel antifatigue et antistress (4)

Ce complément nutritionnel renferme du ginseng et du millepertuis, ce qui en fait à la fois un excellent tonique et un antistress probant. Son utilisation, au cours des cures d'amaigrissement, est donc de ce fait très utile en cas de fatigue et/ou de stress associé.

Le ginseng *(Panax Ginseng)*

De réputation très ancienne, le ginseng, dont il existe plusieurs variétés, a toujours été considéré par la médecine orientale comme un véritable régénérateur naturel.

Originaire de la Chine et de la Corée, cette herbacée de petite taille aux feuilles palmilobées, à ombelles de fleurs blanches et aux baies de couleur rouge fut véritablement connue en Europe à partir du XVIIIe siècle.

On utilise la racine que l'on récolte en automne. Une fois lavée et cuite à la vapeur, on la met à sécher.

Les racines renferment des polysaccharides (panaxanes),

3. Voir en annexe "Les produits de la cure Spoonlight", page 268.
4. Voir en annexe "Les produits de la cure Spoonlight", page 268.

des vitamines (vitamide D), des stérols, des acides aminés, des peptides, des polyines, des saponines (panaxosides) et une huile essentielle riche en sesquiterpènes.

D'après certaines études, le ginseng serait un psychostimulant du système nerveux central. Il aurait pour effet d'aider à combattre la fatigue et le stress, d'améliorer la mémoire, et serait anabolisant.

En Occident, le ginseng, n'est pas considéré comme un médicament, mais comme un complément nutritionnel permettant de retrouver tonus et vitalité.

Le millepertuis *(Hypericum perforatum)*

Le millepertuis ou herbe de la Saint-Jean, végétal de la famille des Hypéricacées, fut jadis très utilisé. Délaissé au XIXe siècle, il connut un regain d'intérêt très récent à la suite d'études prouvant son efficacité dans les cas de dépression. Cet effet serait dû aux xanthones qui entrent dans la composition de la plante.

C'est une herbe vivace, originaire d'Europe, que l'on trouve facilement aux bords des chemins et dans les lieux incultes. Elle se présente sous la forme de panicules groupées, d'une hauteur d'un mètre. Les fleurs sont jaunes, garnies de cinq pétales et d'étamines. Ses feuilles, aux multiples perforations, sont petites, sessiles et opposées. On récolte les sommités fleuries lors de la floraison (vers le début de l'été à la Saint-Jean).

Le millepertuis contient des composés phénoliques (hyperforine, épicatécol, acide chlorogénique) et des naphodianthrones (hypéricine) qui sont responsables de la coloration noirâtre des sucs contenus dans les feuilles et les fleurs. On y trouve également des flavonoïdes présents en quantité abondante et une huile essentielle.

En dehors de ses propriétés antidépressives et antistress,

le millepertuis est aussi très réputé pour ses vertus cicatrisantes.

• Le complément nutritionnel accélérateur de l'amaigrissement aux algues marines et au chrome (5)

Ce complément nutritionnel est composé de spiruline Hawaii, de chlorure de chrome et de lithothame (200 milligrammes). Ces composants ont pour effet d'induire l'amincissement soit lorsqu'il se trouve en perte de vitesse, ou de le renforcer quand il est insuffisant.

La Spiruline Hawaii *(Spirulina maxima et platensis)*

C'est une algue bleue microscopique que l'on trouve à Hawai dans des eaux douces, riches en alcalins et bicarbonate de sodium.

La spiruline se présente sous la forme d'un filament tortillé comme une spirale. Les deux variétés *maxima* et *platensis* sont comestibles et ont la particularité d'être très nourrissantes et digestes car leur teneur en protéines est importante.

Depuis longtemps, elles sont utilisées dans l'alimentation : les Aztèques avaient pour habitude de les mélanger au maïs. Aujourd'hui, elles sont consommées dans certaines régions d'Afrique, où elles sont vendues sur les marchés, mélangées à du millet, des herbes, des oignons et des légumes, sous forme de blocs.

La spiruline contient des glucides, des protides et des protéines (c'est d'ailleurs, à ce jour, la source de protéines végétales naturelles la plus importante qui soit).

L'algue est également riche en vitamines B12, en provitamine et en vitamine E, ainsi qu'en fer.

Sa consommation permet d'éviter la sensation de faim et

5. *Voir en annexe "Les produits de la cure Spoonlight", page 268.*

d'apporter à l'organisme de nombreux facteurs énergisants, c'est pourquoi elle est sans doute une source alimentaire vouée à un grand avenir pour résoudre en partie le problème de la faim dans le monde.

La levure de chrome (levure cultivée sur un milieu riche en chrome).

Le chrome est un oligo-élément essentiel mis en évidence, en 1955, par l'Américain Mertz. Le chrome fait aujourd'hui l'objet d'importantes recherches, notamment dans le domaine du diabète et des maladies cardio-vasculaires. La forme essentielle du chrome est le chrome 3+ qui se distingue du chrome 6+ (toxique et contenu dans les rejets des industries chimiques) par son ionisation différente.

Cet oligo-élément est un cofacteur de l'insuline et son déficit est une cause de diminution de la tolérance au glucose, de la prise de poids et de risque de diabète (selon l'Organisation mondiale de la santé). Certaines études permettent d'ailleurs de supposer qu'une supplémentation de cet oligo-élément par voie orale chez les diabétiques de type 2 améliorerait leur état.

Le lithotame (*Lithotammium calcareum*)

Cette petite algue rouge, que l'on trouve dans les fonds marins abrités de Bretagne ou à l'embouchure des rivières, a la consistance de la pierre en raison du calcaire qui vient s'accrocher aux branches ramifiées de son thalle.

Elle a la particularité d'être très riche en carbonate de calcium facilement assimilable par l'organisme.

Le lithotame a une action régulatrice sur le fonctionnement du métabolisme du corps favorisant ainsi son retour et / ou son maintien dans un état d'équilibre harmonieux.

• Le complément nutritionnel qui draine les déchets de l'organisme (6)

Ce complément nutritionnel est composé d'un mélange de plantes choisies spécialement en fonction de leur action sur l'élimination urinaire et de leur action favorisante sur la circulation et la diminution des “ gonflements ” dus à la rétention d'eau. La réunion de la queue de cerise, de la piloselle des prés et du pissenlit réalise la meilleure synergie naturelle pour favoriser l'élimination urinaire.

La queue de cerise (*Prunus cerasus*)

Le *Prunus cesarus* est un petit arbuste dont les branches brun-rouge sont très cassantes. Ses branches sont garnies de feuilles alternes et dentelées. Les fruits sont des drupes rouges comestibles. Quand les fruits arrivent à maturité vers la fin du printemps, on les cueille, puis on détache les pédoncules ou queues que l'on fait sécher pour un usage médicinal.

La queue de cerise est traditionnellement et depuis des siècles utilisée en infusion comme dépuratif et diurétique, car elle contient des flavonoïdes et des sels de potassium qui améliorent l'élimination rénale de l'eau, des déchets et des toxines.

Son efficacité est reconnue dans le traitement de la rétention d'eau, des œdèmes et des inflammations urinaires.

La piloselle des prés ou épervière (*Hieracium pilosella*)

Elle pousse dans des lieux secs. Ses feuilles, recouvertes de longs poils blancs, forment une rosette. Les fleurs jaunes s'ouvrent du milieu du printemps à la fin de l'été. On utilise la plante entière sous sa forme broyée. Les dérivés orthodihydroxycinnamiques qu'elle contient ont une action diurétique particulièrement efficace. Elle est traditionnellement

6. *Voir en annexe “Les produits de la cure Spoonlight”, page 268.*

utilisée avec succès dans la rétention d'eau, les gonflements des membres inférieurs et les régimes amincissants.

Le pissenlit (*Taraxacum officinale*) ou dent de lion

Il est connu et reconnu depuis l'Antiquité pour son action dépurative et préventive sur les calculs urinaires.

C'est une plante herbacée et vivace que l'on trouve dans les prairies, jardins ou au bord des chemins. Le pissenlit a une importante racine pivotante surmontée de feuilles basilaires formant une rosette. L'inflorescence se caractérise par des capitules uniques de fleurs jaunes. Le fruit est un akène surmonté d'aigrettes. La racine dc pissenlit est particulièrement riche en fructose et en inuline. La teneur en fructose est maximale au printemps alors que la teneur en inuline atteint seulement 40 % à l'automne. Le goût amer de la plante vient des lactones sesquiterpéniques.

Les fructosanes agissent vigoureusement comme détoxiquant non seulement des reins, mais aussi du foie et de la vésicule biliaire.

I.D.P. : Faut-il utiliser tous ces produits ?

Dr J.-C. H. : Il est clair qu'on n'est pas obligé d'utiliser les six produits en même temps ni tout le temps. Je préconise l'utilisation systématique du régulateur d'assimilation (2) et du coupe-faim (1) (qui ne nécessite d'être pris systématiquement qu'au début, puis de façon intermittente selon les besoins).

Pour le complexe vitaminique (3), tout dépend de la façon dont vous vous sentez. Toutefois, je vous conseille de le prendre au moins un mois sur deux car il apporte vitamines et oligo-éléments.

1, 2, 3. Voir en annexe "Les produits de la cure Spoonlight", pages 267 et 268.

L'accélérateur (5) est un produit qui permet soit de relancer la perte de poids quand elle s'est un peu endormie, soit de la renforcer pour ceux qui souhaitent que cela aille un peu plus vite.

L'antistress/antifatigue (4) est indiqué évidemment pour ceux qui se sentent stressés ou fatigués et n'a donc pas d'action directe sur la perte de poids puisqu'il n'élimine pas les graisses. Son aide vient du fait qu'il remet en équilibre l'état général et nerveux, et qu'il aide à prévenir le stress et la dépression.

Enfin, je préconise de façon systématique la prise du draineur (6) qui favorise l'élimination des déchets et des toxines dans les urines.

I.D.P. : L'appétit est le principal écueil qui peut gêner le bon déroulement de la cure Spoonlight. Avez-vous donc, en prévision, un nouveau produit particulièrement destiné aux affamés ?

Dr J.-C. H. : Dans l'immense majorité des cas, le coupe-faim végétal à base de gomme de guar (1) est largement suffisant. Depuis des années il a rendu les plus grands services à la satisfaction générale. Toutefois, il est certain qu'il existe des personnes, hommes ou femmes, qui sont affligés d'un féroce appétit car ils ont l'habitude de manger abondamment pour diverses raisons. Certains pour des raisons de culture familiale (maman poussait à l'alimentation), d'autres pour des raisons purement énergétiques (les travailleurs de force et les grands sportifs ont besoin de plus de 4000 calories par jour), d'autres enfin par pure gourmandise !

Pour disposer d'un nouvel outil réducteur de l'appétit, j'ai entrepris des recherches dans les " secrets " de la botanique

4, 5, 6. Voir en annexe "Les produits de la cure Spoonlight", page 268.
1. Idem.

et de la phytothérapie. J'ai d'abord trouvé un certain nombre de produits extraits de plantes, pour la plupart déjà connus et sans réelle nouveauté, puis c'est dans la botanique africaine que j'ai pu découvrir la bonne solution.

En effet, les études préliminaires sur un tout nouveau produit sont terminées et il est aujourd'hui disponible sous le nom de xhoba (10) Il s'agit d'un extrait de cactus d'Afrique du Sud qui est cultivé par la tribu *bushmen* des San dans la province du Cap Nord.

Les chasseurs de cette tribu sont fréquemment entraînés à la poursuite du gibier dans le désert du Kalahari. Ils se sont rendus compte depuis fort longtemps que la consommation de la sève de cette plante (par le mâchonnement de sa tige) leur permettait de rester plusieurs jours sans boire et sans manger tout en conservant la vélocité nécessaire à la poursuite de la chasse.

En 1996, on a identifié scientifiquement la molécule de cette plante permettant l'usage découvert empiriquement par les *bushmen*. Cette molécule, le P57, agit sur la partie du cerveau qui contrôle la faim en donnant une information de satiété. La personne qui prend ce produit n'a donc pas faim, reste de bonne humeur, conserve son énergie et peut sans frustration et sans énervement réduire son apport calorique pour obtenir l'amaigrissement souhaité.

Cette plante a fait l'objet de nombreuses publications scientifiques en langue anglaise. Toutes soulignent la qualité et la fidélité des résultats modérateurs de l'appétit obtenus avec régularité. Il semble qu'aujourd'hui l'industrie pharmaceutique s'intéresse vivement à l'extraction ou la copie chimique de la molécule P57.

Toutefois, les effets quasi miraculeux du xhoba (10) ne doivent pas faire perdre de vue que l'alimentation doit être

10. Voir en annexe "Les produits de la cure Spoonlight", page 269.

équilibrée et que celui qui n'a rien appris pour l'avenir n'aura pas de résultat durable, car l'assistance du coupe-faim végétal ne durera que quelque temps.

Les compléments alimentaires...

I.D.P. : Quelle place donnez-vous aux compléments alimentaires et plus particulièrement aux protéines (7) ?

Dr J.-C. D. : Le pilier principal de ma méthode est justement le *complément alimentaire (7)*. Le complémentaire alimentaire se mange comme n'importe quel aliment, c'est un apport qualitatif et quantitatif alors que le complément nutritionnel véhicule, par petites quantités, une supplémentation en substances rares : oligo-éléments, vitamines..., qui peuvent venir à manquer. C'est donc un apport quasi uniquement qualitatif.

Ce produit est une préparation protéinée, hyperprotidique, qui existe sous une vingtaine de parfums différents, allant du petit déjeuner chocolaté (goût cacao chaud) à la soupe de poisson en passant par un pain protéiné à faire cuire dans le four. Comme je l'ai déjà précisé : je n'utilise pas ces protéines de la façon classique car je ne suis pas favorable aux diètes hyperprotidiques.

I.D.P. : Dans ces conditions à quoi servent les protéines Spoonlight ?

Dr J.-C. H. : J'ai ressenti la nécessité d'avoir à ma disposition un produit alimentaire appétissant, aimable au goût,

7. *Voir en annexe "Les produits de la cure Spoonlight", page 268.*

un peu gavant et hypocalorique pour le petit déjeuner, repas mythique autour duquel s'affrontent des conceptions radicalement différentes.

Prenons l'exemple des Anglo-Saxons qui se remplissent de saucisses-frites, œufs-jambon, fromage, pommes de terre… Des Français qui se régalent de croissants, baguette, beurre, confiture, café au lait… Des Espagnols qui mangent du chorizo, pain de campagne, jambon sec et coup de rouge... Tous s'opposent entre eux ainsi qu'ensemble à ceux qui ne prennent rien du tout ou se contentent d'un café avec trois sucres.

Me sentant incapable de faire un choix admissible entre ces différentes conceptions, j'ai décidé de suggérer fermement aux aspirants à la minceur de prendre au petit déjeuner un ou deux sachets hypocaloriques de protéines chocolatées.

Comme je le pensais, cette option a été bien accueillie et elle permet d'apporter chaque jour, en plus des protéines, des vitamines et des acides aminés indispensables au bon fonctionnement de l'organisme. De plus, en fonction des fringales, il est possible et recommandable de prendre en guise d'en-cas et de coupe-faim 1 ou 2 sachets dans le courant de la journée, car le meilleur traitement de la faim est de manger !

De fil en aiguille, au cours des années, j'ai été amené à étoffer ce concept car certaines personnes qui ne pouvaient pas, professionnellement, faire un vrai repas, souhaitaient avoir un substitut simple et rapide autre que le cacao. Il est clair que ce qui est appétissant à 7 heures du matin ne l'est pas forcément à 21 heures ! De là est née toute la série des potages et entremets hyperprotéinés de la gamme des préparations hyperprotidiques (7).

Il y a une dizaine d'années, j'ai écrit des recettes de cuisine

7. *Voir en annexe "Les produits de la cure Spoonlight", page 268.*

que j'ai utilisées pour le livre *Le meilleur des régimes*. À cette occasion, avec mon fils Aurélien, qui est cuisinier, nous avons revisité ces recettes et nous sommes servis des potages protéinés comme base de sauces diététiques et hypocaloriques pour l'accompagnement de nos plats. Ces recettes sont utilisées au quotidien par de nombreuses personnes qui s'en trouvent fort satisfaites.

Nous voici donc bien loin de l'utilisation quasi fanatique de la diète hyperprotéinée !

Présentation technique de la préparation hyperprotidique (7)

Sous forme de poudre alimentaire très peu calorique, très hyperprotidique, enrichie en vitamines, cette préparation est composée de protéines extraites du lait, du soja et du blanc d'œuf, de vitamines et d'extraits de plantes.

Sa composition a été étudiée pour obtenir une juste répartition des éléments nécessaires à un apport nutritionnel équilibré et hypocalorique.

Son efficacité est due à sa pauvreté en graisse (toujours moins de 3 grammes pour 100 grammes) et à sa richesse en protéines (toujours plus de 64 grammes pour 100 grammes). Ce qui permet d'obtenir un rapport calories protéiques / calories totales supérieur à 0,6.

Sa teneur en vitamines et en acides aminés indispensables a été établie pour garantir un apport journalier adapté.

Pour un régime hypocalorique d'amaigrissement, la diminution de l'apport en graisses et en sucres, obtenue en suivant les conseils diététiques, doit permettre à l'organisme de puiser dans ses propres réserves, en préservant, grâce aux protéines de cette préparation, son propre capital en protéines (muscles), son tonus et son dynamisme.

7. *Voir en annexe "Les produits de la cure Spoonlight", page 268.*

Par ailleurs, ce produit peut être utilisé, en dehors de toute idée d'amaigrissement, comme complément alimentaire protéique chez les personnes âgées, dénutries ou convalescentes (en plus des repas normaux).

Enfin, il peut être utilisé comme complément diététique pour les sportifs désireux d'accroître leur masse musculaire (en plus des repas habituels).

Composition :

– **vitamines** : B1, B2, B5, B9, B12, PP, C, E, H

– **aminogramme** : isoleucine, leucine, valine, lysine, méthionine, phénylalanine, thréonine, tryptophane, arginine, histidine, alanine, acide aspartique, cystéine, acide glutamique, glycine, proline, sérine, tyrosine.

I.D.P. : Comment vous est venue l'idée des pâtes hyperprotidiques (8) ?

Dr J.-C. H. : Comme vous le savez, les pâtes sont un aliment courant de notre alimentation. Aussi, pour rester dans le même esprit, il m'a paru intéressant et utile pour les candidats à la minceur de proposer des pâtes hypocaloriques et hyperprotidiques en remplacement des pâtes alimentaires traditionnelles. Vous en trouverez ci-dessous la fiche descriptive.

<u>Les pâtes hyperprotidiques pour mincir sans faim</u>

Vous allez enfin pouvoir continuer à mincir ou commencer à mincir en mangeant des pâtes !

Une fois par jour, vous pouvez remplacer le plat principal d'un repas par 100 grammes de fusilis (variétés de pâtes en forme de tortillons creux qui font du volume et cuisent plus vite), assaisonnées aux herbes de Provence et à l'huile d'olive (maximum 3 cuillerées à soupe par jour).

8. *Voir en annexe "Les produits de la cure Spoonlight", page 268.*

Ces pâtes alimentaires hyperprotidiques apportent au moins 50 % de leur poids en protéines.

La présentation est en boîte de quinze sachets de 100 grammes (soit une ration pour une personne, pour un repas) = 1,5 kilo

Ingrédients : isolat protéique de pois, semoule de blé, blanc d'œuf.

Analyse nutritionnelle (pour 100 grammes valeurs théoriques) :

369 Kcal soit 1 542 KJ

Protéines	53,3 grammes
Glucides	37,8 grammes
Lipides	0,5 gramme

En guise de conclusion à ce paragraphe alimentaire et cuisinier, je rappelle que les protéines ne peuvent, en aucun cas, constituer une source unique d'alimentation, même pendant quelque temps. Qu'elles n'ont d'intérêt que parce qu'elles préservent d'une éventuelle diminution de la masse musculaire et surtout qu'elles permettent un remplissage hypocalorique et utile des besoins alimentaires du petit déjeuner ou des fringales. En d'autres termes, puisqu'il faut bien manger quelque chose au petit déjeuner ou lors des fringales, pourquoi ne pas consommer des protéines si elles sont bonnes !

3. Troisième pilier de la méthode : un mélange de discipline de vie et de rigueur intellectuelle.

Le troisième pilier sur lequel repose la méthode Spoonlight est la mise en place d'une discipline de vie ! Il est évident que si vous souhaitez vivre comme un cheval fou, manger et boire n'importe quoi à n'importe quelle heure, vous coucher quand ça vous chante, vous lever quand vous en avez envie et aller travailler quand vous ne pouvez faire autrement, ne vous attendez à aucun succès avec cette méthode. J'ai même le regret de vous dire que vous n'aurez aucun succès tout court avec aucune autre méthode ! L'observance est l'élément indispensable au succès de toute entreprise qu'elle soit de perte de poids ou de réussite de sa vie, et il est inenvisageable d'avoir un résultat à long terme, dans quelque domaine que ce soit, qui ne soit basé sur la rigueur.

La rigueur est la mise en application systématique et l'organisation des moyens que vous avez décidé d'utiliser pour parvenir au résultat que vous souhaitez.

Rigueur ne signifie pas obsession mais régularité, autrement dit : l'application de la règle que l'on a soi-même choisie.

I.D.P. : Qu'en est-il du sport ?

Dr J.-C. H. : Le sport en lui-même n'a aucun intérêt pour maigrir ! En revanche, ce qui est intéressant c'est l'activité physique. Croyez-vous vraiment que les terrassiers ou les faucheurs de blé avaient besoin de faire du sport ? Ce qui est nécessaire, c'est de bouger pour vivre et non l'inverse comme le font des quantités de gens. Si vous avez envie de faire du sport, faites-en, ne vous gênez pas, mais soyez prudent et évitez les sports à risques comme le ski alpin qui use peu de calories mais consomme énormément de soins médicaux. Je pense que la facture médicale globale des sports d'hiver (accidents de voiture sur la route + secours en montagne + entorses + fractures + frais d'hospitalisation + arrêts de travail) contribue largement au déficit de la Sécurité sociale.

Au lieu de vous livrer à des activités stupides et même dangereuses pour un organisme qui n'y est pas préparé, commencez par marcher tous les jours au moins une demi-heure et par monter les escaliers au lieu de prendre l'ascenseur (ou moitié-moitié si c'est trop haut !). Cessez de fumer ou au moins réduisez à moins de 5 cigarettes. Nagez si vous en avez la possibilité, faites quelques mouvements de gymnastique le matin et surtout ayez une vision plus juste de votre corps, de ses besoins et de ses possibilités. En un mot, ici comme ailleurs, soyez simple et pratique. Souvenez-vous qu'il vaut mieux faire peu, régulièrement et longtemps que trop et trop vite.

Je conclurai par une anecdote : un jour quelqu'un demanda à Churchill quel était le secret de sa longévité, il répondit : " Le sport ! " On lui posa alors la question de savoir quel type de sport et sa réponse fut simple : " N'en faites jamais ! "

I.D.P. : Existe-t-il des contre-indications à l'initiation de cette méthode ?

Dr J.-C. H. : Théoriquement, il n'en existe pas puisque la méthode Spoonlight est fondée que sur des choses naturelles et de bon sens, de recentrement et de rééquilibrage. La seule contre-indication provient des gens excessifs qui ne comprennent pas, ou qui mettent mal en application ce qu'on leur dit, et qui risquent de transformer quelque chose de bénin en quelque chose de dangereux par excès ou par mauvaise application. Toutefois, on se doit de signaler les cas particuliers des femmes enceintes, des enfants, des personnes très âgées, des malades en cours de traitement... Ces cas nécessitent un contrôle médical et n'entrent pas dans le sujet général dont nous parlons ici.

I.D.P. : Cette méthode agit-elle de la même manière, quelle que soit la répartition de la graisse ?

Dr J.-C. H. : Oui, que la graisse soit gynoïde comme chez la majorité des femmes (graisse située davantage dans la partie inférieure du corps : fesses, hanches, cuisses, autour des genoux) ou androïde comme chez la majorité des hommes (graisse située dans le haut du corps : menton, cou, haut du dos, “ brioche ”) Dans les deux cas, la méthode est efficace puisqu'elle vise à la réduction de la masse grasse en général. Les personnes qui présentent des surcharges graisseuses localisées (par exemple, un petit ventre rond ou une culotte de cheval marquée ou une bosse de bison) peuvent envisager un traitement complémentaire par lipo-aspiration.

I.D.P. : La lipo-aspiration est-elle pour vous la technique de choix pour régler les problèmes de surcharge graisseuse locale ?

Dr J.-C. H. : Oui et je la pratique depuis longtemps car j'en suis très satisfait ! La lipo-aspiration me semble être la technique de choix des problèmes localisés qui ne sont pas compliqués d'un surpoids général. Elle a le même intérêt pour corriger des défauts graisseux résiduels localisés après un amaigrissement. Cette technique me permet de traiter avec efficacité les doubles mentons, les gynécomasties (seins chez l'homme), les petits ventres ronds, les genoux disgracieux et bien sûr la fameuse culotte de cheval.

L'avantage de cette technique est, qu'une fois aspirés, les adipocytes (cellules graisseuses) disparaissent définitivement, car ils ne se reproduisent pas.

Ce geste médical est enseigné aux médecins, en particulier, au Collège national de médecine esthétique. Le corps enseignant y est formé de praticiens qui, comme moi, pratiquent la lipo-aspiration depuis longtemps.

I.D.P. : Avez-vous constaté des événements indésirables au cours, ou à la suite, de l'observance de la méthode Spoonlight ?

Dr J.-C. H. : J'ai traité quelques milliers de cas : très rares sont les événements indésirables que j'ai pu rencontrer. Je citerai des cas de constipation, quelques fatigues occasionnelles ou une difficulté, souvent passagère, à s'habituer au goût ou à la texture des préparations hyperprotidiques (7). Il existe toujours et partout une personne qui ne supporte pas quelque chose, mais cela reste de l'ordre de l'humain ! Maintenant, doit-on considérer comme événement indésirable le fait d'avoir la peau qui plisse après avoir perdu 10, 20 ou 30 kilos ? Si tel est le cas, il y a des solutions : lipo-aspirations, gymastique pour remodeler le corps, massages et soins de cosmétique qui concourent à améliorer la situation.

Globalement, je peux affirmer avoir vu beaucoup plus de gens satisfaits que mécontents.

I.D.P. : La méthode Spoonlight est-elle efficace contre le fléau des femmes, la cellulite ?

Dr J.-C. H. : Ma méthode est efficace contre la cellulite dans le sens où c'est une méthode qui a une action sur la diminution du volume graisseux, mais ce n'est pas une méthode spéciale anti-cellulite ! Le véritable traitement de la cellulite, c'est le traitement de ses causes par le drainage lymphatique et par la prise de produits qui favorisent la circulation veineuse de retour. La lutte contre le surpoids en

7. *Voir en annexe "Les produits de la cure Spoonlight", page 268.*

fait bien évidemment partie. Mais, il est clair qu'une femme peut tout à fait avoir de la cellulite sans pour autant avoir à perdre du poids !

I.D.P. : Avez-vous des conseils simples qui conviennent à tout le monde ?

Dr J.-C. H. : Il existe une base commune que je recommande à tous mes patients. Sur cette base, j'adapte pour chacun le conseil des compléments nutritionnels en fonction du poids à perdre ou des résultats déjà obtenus.

Règles à respecter en général

• Vous devez prendre au moins 2 sachets de préparations hyperprotidiques par jour au petit déjeuner (chocolat chaud, cappuccino ou autres, selon vos goûts) et, selon vos habitudes et votre appétit, vous pouvez y ajouter ce que vous voulez (lait écrémé, thé, café, fruits autorisés, yaourt léger...).

• En cas de fringales dans la matinée et / ou dans l'après-midi, reprenez un sachet de préparation hyperprotidique (7).

• Ne buvez que des boissons " light ", de l'eau, du thé, du café ou de la tisane.

• N'achetez plus de jus de fruits tous faits : pressez-les vous-même.

• Supprimez le champagne, le rosé, le vin blanc et limitez-vous à 1 ou 2 verres de vin rouge par jour.

• Remplacez toujours le sucre par de l'Aspartame.

• Cuisez vos aliments sans matière grasse, ajoutez huile, beurre ou margarine allégés uniquement après la cuisson,

7. Voir en annexe "Les produits de la cure Spoonlight", page 268.

qui peut être : grillée, rôtie à la vapeur, bouillie, au four, en papillote, au four à micro-ondes, dans des poêles non adhésives.

• Vous avez droit à la moutarde, au jus de citron, au vinaigre, aux herbes et aux épices.

CÉRÉALES

• Le pain complet est recommandé (4 à 5 tranches par jour) mais le pain blanc est fortement déconseillé.

• Supprimez le riz, les biscottes, la semoule et les pâtes à l'exception des pâtes hyperprotidiques (8) (pensez à rajouter des condiments pour rehausser le goût).

CORPS GRAS

• Achetez la crème, le beurre et la margarine allégés dont vous pouvez user régulièrement avec modération.

• Ne dépassez pas 3 cuillerées à soupe d'huile par jour, mais ne diminuez pas en dessous non plus.

LAITAGES

• Prenez à volonté lait écrémé ou demi-écrémé, yaourt, fromage blanc 0 % ou à 20 %.

• N'achetez plus de yaourts 0 % aux fruits, mais des yaourts nature 0 % auxquels vous ajoutez des fruits et l'Aspartame.

- Supprimez le lait entier.

ŒUFS

• Ne consommez pas plus de 6 œufs par semaine.

CRUSTACÉS

• Tous sont excellents, mangez-en à volonté.

8. Voir en annexe "Les produits de la cure Spoonlight", page 268.

POISSONS (à volonté)

• Tous sont excellents, à volonté, mais évitez le thon et les sardines.

VIANDES

• Toutes les volailles sont recommandées (pensez à l'autruche qui est une viande rouge de grosse volaille).

• Le veau et la viande de cheval sont recommandés.

• Ne mangez plus de viandes grasses (mouton, bœuf, agneau, porc).

LÉGUMES

• Vous pouvez en user à volonté, même des pommes de terre si elles sont cuites à l'eau ou à la vapeur ou sous la cendre !

• Supprimez les petits pois, les haricots secs et les lentilles.

FROMAGES

• N'en mangez **plus du tout** (trop calorique), sauf évidemment le fromage blanc de 0 % à 20 % que vous pouvez assaisonner avec du poivre, des herbes, des aromates…

FRUITS FRAIS

• Mangez-en à volonté mais pas tous !

Melons, framboises, fraises, mandarines, oranges, pamplemousses, abricots, pêches, pommes, ananas, poires sont ceux qui vous sont permis.

FRUITS SECS

• N'en mangez **plus du tout** !

Enfin, ne plus mangez plus de bonbons ni de chocolat sauf ceux qui sont sans sucre ou sucrés à l'Aspartame ou à l'Isomalt et qui sont délicieux !

Chapitre V

À PROPOS DES QUESTIONS TRÈS COURANTES SUR LES RÉGIMES

Les questions les plus fréquentes

I.D.P. : Quelles sont les questions de la communauté scientifique auxquelles vous avez eu à répondre ?

Dr J.-C. H. : La communauté scientifique se moquant éperdument de ce que je fais et de ce que je pense, je n'ai eu à répondre qu'à peu de questions.

La communauté scientifique, du moins médicale, se désintéresse aussi bien du livre *Le meilleur des régimes* que de ma méthode. L'unique constat que j'ai pu faire des retombées médicales de mon " Œuvre ", c'est d'avoir été convoqué devant le conseil de l'ordre des médecins à la suite de plaintes émanant de mes confrères !

I.D.P. : Et les questions du grand public ?

Dr J.-C. H. : Là c'est autre chose. Si ma méthode n'intéresse pas la communauté scientifique, je n'en dirais pas autant de mes patients ! Voici les questions pour lesquelles je suis le plus souvent sollicité.

<u>1. Pourquoi reprend-on du poids malgré le fait de s'être astreint à plusieurs régimes ?</u>

Perdre et reprendre du poids de façon simultanée s'appelle être victime du phénomène yo-yo.

À cela, je vois deux raisons :

• Soit la personne a perdu du poids dans le passé parce qu'elle a suivi un traitement chimique (prise de médicaments) qui lui a fait perdre des kilos malgré elle. Il s'agit le plus souvent de diurétiques qui entraînent une augmentation du volume des urines et / ou des extraits thyroïdiens qui augmentent le métabolisme, et / ou des amphétamines qui coupent l'appétit. Il est évident qu'un tel amaigrissement n'est qu'artificiel et qu'à l'arrêt du traitement, tous les kilos disparus reviennent au grand galop. Heureusement ces pratiques n'existent plus aujourd'hui.

• Soit la personne a modifié son alimentation d'une façon beaucoup trop drastique, en éliminant totalement une catégorie d'aliments. Cette façon de procéder n'étant pas possible sur le long terme, la personne, une fois son régime terminé, a repris ses anciennes habitudes alimentaires, d'où une inévitable reprise de poids.

En conclusion, pour mettre un terme à ce phénomène de yo-yo, il est impératif de modifier de manière définitive la façon de se nourrir en procédant à ce que j'appelle : le recentrement alimentaire.

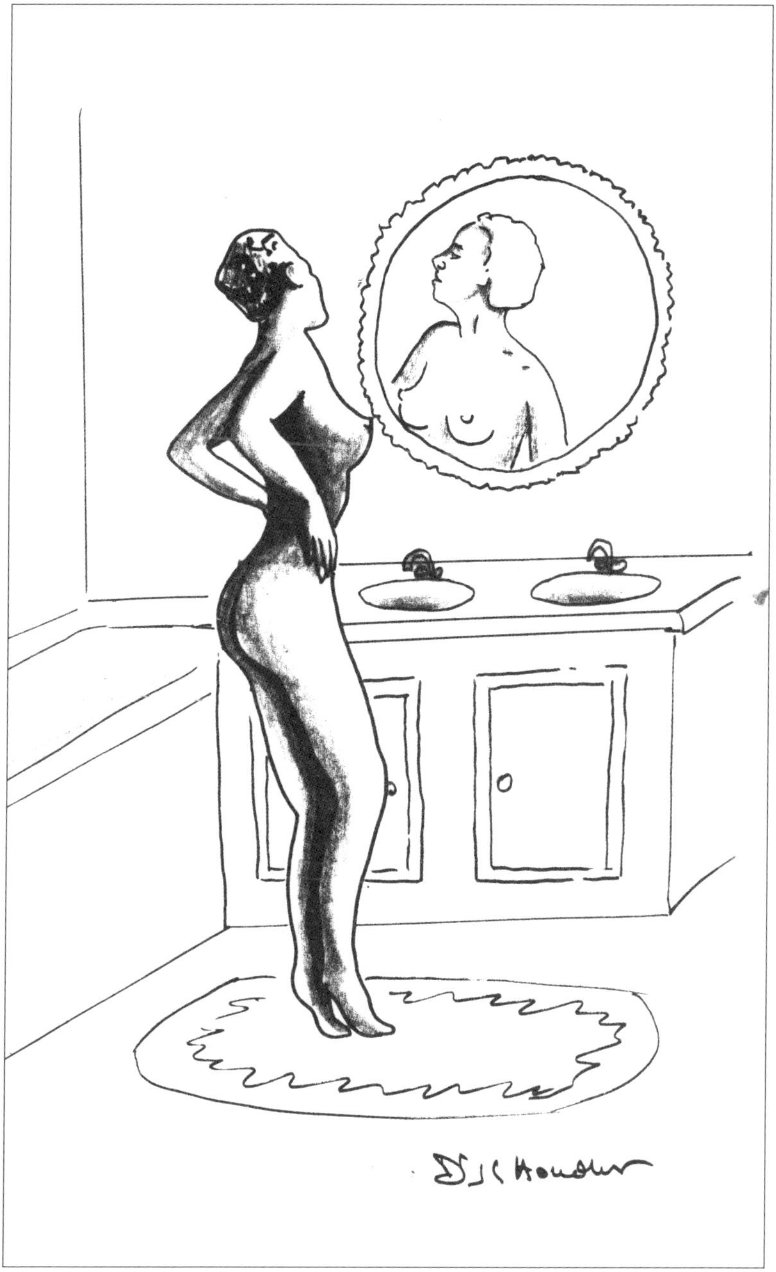

2. Vos compléments nutritionnels sont-ils vraiment naturels ou contiennent-ils des produits chimiques ?

Tous les compléments nutritionnels de la gamme Spoonlight sont tout ce qu'il y a de plus naturels et s'ils se présentent sous forme de gélules, c'est uniquement dans un souci d'ordre pratique ! Je ne vois personne allant récolter ses algues ou râper des branches de cactus sur le coin de sa table de cuisine !

3. Peut-on prendre ces compléments nutrionnels si l'on suit par ailleurs un traitement médical ?

Oui, car il n'y a normalement aucune interaction entre ces produits et les médicaments allopathiques. Toutefois, comme pour n'importe quel autre produit, il est plus prudent d'en faire part à votre médecin traitant, surtout si vous êtes sous un traitement quelconque. En effet il peut y avoir un doublon, par exemple entre une plante bénéfique pour la circulation veineuse et un phlébotonique allopathique.

4. Peut-on perdre plus de 10 kilos en suivant la méthode Spoonlight ?

Tout à fait, mais avant de se lancer dans un amaigrissement dont l'objectif est la perte de plusieurs dizaines de kilos, il est nécessaire de faire un bilan cardiologique et sanguin pour vérifier la glycémie, la cholestérolémie... Par ailleurs, ce type d'amaigrissement doit nécessairement faire l'objet d'un contrôle médical.

5. À quel rythme maigrit-on ?

Normalement, la méthode Spoonlight permet de maigrir régulièrement. La perte est en moyenne de 1 kilo par semaine, mais pour que cela s'avère exact, les consignes doivent être suivies très scrupuleusement.

6. Comment se fait-il que le poids ne descende pas pendant 2 ou 3 semaines de suite ?

Cela arrive car la perte de poids se fait par palier d'environ 1 kilo et il se peut qu'entre deux paliers le poids reste stable. Il n'y a donc aucune raison de désespérer.

7. Le sel doit-il être proscrit de l'alimentation ?

Absolument pas ! Un régime sans sel a des indications médicales très particulières. Les aliments doivent être salés mais normalement, car un excès de sel a pour effet de retenir l'eau et de favoriser l'augmentation de la tension artérielle.

8. Que faire quand on ne supporte pas le pain complet ?

Il est possible de manger un autre pain mais à la condition de ne pas dépasser 70 grammes par jour ! Mais l'avantage du pain complet est, qu'à poids égal, il est moins calorique ; de plus il régularise le transit en cas de tendance à la constipation.

9. Le riz, les pâtes et la semoule doivent-ils être définitivement supprimés de l'alimentation ?

Non, seulement le temps d'atteindre un poids convenable. Ensuite, ces aliments peuvent être réintroduits dans l'alimentation mais sans dépasser 150 grammes (cuits) et pas plus de trois fois par mois. En attendant, pour les “ accros ” des pâtes ils peuvent manger des pâtes aux protéines.

10. Est-il possible un jour de retrouver le goût de la vraie crème, du vrai beurre et de la vraie margarine ?

Oui, mais bien évidemment en petite quantité. Le mieux est tout de même de s'en passer car la crème et le beurre favorisent l'augmentation du cholestérol, ce qui est très mauvais pour les artères. Quant à la margarine, comme l'huile, elle est bonne pour le cholestérol, car elle contient des omégas, mais sa teneur en calories est très importante !

11. Pourquoi prendre des yaourts ou du fromage blanc à 0 ou 20 % ?

Tout simplement parce que ces produits présentent un triple avantage : ils sont 2 fois moins caloriques que les autres, apportent 3 fois moins de cholestérol et fournissent le calcium nécessaire au bon fonctionnement de l'organisme.

12. Est-il autorisé de manger des œufs ?

Oui, à la condition de ne pas dépasser 4 à 6 œufs par semaine, le jaune d'œuf contenant beaucoup de cholestérol. Il faut également prendre soin de les faire cuire sans matière grasse. Si le taux de cholestérol n'est pas satisfaisant, il est déconseillé d'en manger.

13. Peut-on manger des huîtres quand on a du cholestérol ?

Bien sûr : penser que les huîtres sont pleines de cholestérol est une erreur ! Je les recommande au même titre que tous les autres crustacés.

14. Pour quelle raison préconiser d'éviter le thon et les sardines ?

Pour la bonne raison que leur teneur calorique est plus importante que les autres poissons. Toutefois, ils sont beaucoup moins caloriques que les viandes de porc, de mouton et de bœuf…

15. Tous les légumes sont-ils autorisés, même les pommes de terre ?

Tous les légumes sont autorisés à l'exception des légumes secs : riz, haricots secs, lentilles et petits pois. Pour ce qui est des pommes de terre, leur consommation est tout à fait possible à la seule condition de ne jamais les manger sous forme de pommes de terre sautées ou frites (comme je l'ai précisé précédemment).

16. Faut-il éliminer définitivement le fromage de son alimentation?

Si vous avez du cholestérol, la réponse est : oui. Dans ce cas, je préconise de ne choisir que des fromages à 20 % de matières grasses et des laitages allégés. En fait, tous les produits laitiers qui ne sont pas écrémés au moins à la moitié (demi-écrémés) sont à éviter.

En revanche, si le taux de cholestérol est normal et que le poids est devenu convenable, il est possible de consommer du fromage mais en quantité raisonnable, car cet aliment est très calorique. Par exemple, 100 grammes de “ hamburger ” ont une valeur calorique 10 fois supérieure à 100 grammes de chou-fleur et 5 fois supérieure à 100 grammes de carrelet. Maintenant, si l'on prend un double “ hamburger ”, il convient de multiplier par 2 ces ratios !

17. Quel type de dessert est-il possible de déguster ?

Les desserts les plus adaptés sont ceux à base de fruits. Toutefois, il convient d'éviter les prunes, les cerises, les raisins, les bananes et tous les fruits secs.

Il n'est pas obligatoire de manger les fruits tels quels : il est tout à fait permis de les déguster en préparation largement sucrée avec un édulcorant (le meilleur au goût étant à mon sens l'aspartame). Vous pouvez, par exemple, préparer des soupes d'oranges à la cannelle, des pommes au four, des carpaccios d'ananas…

Utiliser le fructose n'a pas grand intérêt puisque sa teneur calorique est identique à celle du glucose (400 calories pour 100 grammes).

À part les fruits, la consommation de sorbets sucrés avec un édulcorant est tout à fait recommandée.

Pour finir, si l'on apprécie les bonbons, on peut sucer des bonbons sans sucre (sucrés à l'isomalt) (15).

En dehors des questions concernant les aliments proprement dits, j'entends régulièrement des questions portant sur la consommation des boissons alcoolisées et sur la pratique du sport. Les plus courantes sont les suivantes.

<u>18. Pourquoi 1 ou 2 verres de vin rouge par jour sont-ils tolérés alors que l'alcool est strictement interdit ?</u>

La teneur calorique des alcools courants est très importante (700 calories pour 100 grammes), c'est la raison pour laquelle ils n'ont pas leur place dans un programme de perte de poids.

Le vin rouge est sans aucun doute la boisson alcoolisée la moins calorique (70 calories pour 100 grammes). Par ailleurs, des études ont montré qu'il apportait des substances bénéfiques pour la circulation et qu'il aurait un rôle favorable dans la prévention de la maladie d'Alzheimer.

C'est pour ces raisons que j'en autorise une consommation qui, au demeurant, reste très modérée.

<u>19. Est-il obligatoire de faire du sport si l'on souhaite perdre du poids ?</u>

Un homme, ayant une activité normale, consomme environ 2 500 calories par jour et une femme 2000.

15. Voir en annexe "Les produits de la cure Spoonlight", page 269.

La pratique d'une activité physique quelconque qui n'est pas obligatoirement du sport (marche, danse, travail manuel de jardinage, de bricolage…) augmente légèrement la consommation de calories, ce qui est bénéfique dans la recherche d'une perte de poids. Toutefois, si cette activité a pour effet d'augmenter l'appétit, cela va à l'encontre de ce que l'on recherche !

Il faut savoir que pratiquer un sport intensif augmente effectivement de façon significative la consommation en calories, mais cela nécessite de se nourrir en conséquence puisqu'il faut maintenir l'effort.

En conclusion, je pense qu'il est largement préférable de pratiquer une activité physique mesurée et qui soit en rapport avec ses goûts, plutôt que de s'astreindre à un sport quelconque pour lequel on n'éprouve aucun plaisir !

Enfin, il faut avoir conscience que la pratique d'un sport violent et inapproprié par un organisme alourdi et sans préparation peut avoir pour conséquence des accidents, allant du plus bénin (problèmes articulaires ou musculaires) au plus grave (infarctus du myocarde).

Les témoignages…

I.D.P. : Parlez-nous de votre rencontre avec le co-auteur du *Meilleur des régimes et de son expérience personnelle en matière de régime amaigrissant ?**

Dr J.-C. H. : Le mieux, ma chère Isabelle, est de vous renvoyer à la lecture de cet intéressant ouvrage.

** Voir référence de l'ouvrage en page 4.*

I.D.P. : Avez-vous reçu de nombreux témoignages de la part de vos patients ?

Dr J.-C. H. : Bien sûr et en voici quelques-uns que j'ai spécialement sélectionnés pour répondre à cette question !

Témoignage de madame B. Esther, nourrice, née en 1978.

" Au mois de mai 2001, je pesais 102 kilos, j'avais grossi tout doucement depuis ma puberté car je mangeais beaucoup de sucreries. Comme je devais me marier le 18 août 2001, j'ai entrepris une cure d'amaigrissement avec le Dr Houdret et, grâce à sa méthode, j'ai pu arriver à 85 kilos pour mon mariage. Depuis, je continue à perdre du poids et actuellement je pèse aux alentours de 73 kilos. J'ai l'intention d'avoir bientôt un bébé. Je vais faire très attention pendant la grossesse car je ne souhaite pas reprendre le poids que j'ai perdu."

Témoignage de monsieur C. Christophe, joaillier, né en 1973.

" J'ai commencé la cure du Dr Houdret le 31 janvier 2002 à 105,5 kilos. Étant donné que je mesure 1mètre 73, je ne me sentais vraiment pas bien, j'avais un fort appétit surtout le soir mais je grignotais toute la journée. Mon poids excessif m'entraînait des gonflements des jambes et une gêne à la marche. Aujourd'hui, je pèse 83 kilos, je vais très bien mais j'ai compris la leçon et je continue à ne pas manger n'importe quoi."

Témoignage de madame D. Dominique, femme au foyer, mère de 3 enfants, née en 1951.

" À la suite d'une dépression et de son traitement, j'avais grossi jusqu'à 124 kilos. C'était une catastrophe, je ne pouvais presque plus bouger, j'étais essoufflée et me voir dans cet état ne

me donnait pas bon moral. J'ai commencé ma cure le 24 avril 2001. Cinq mois plus tard, je pèse 62 kilos. J'ai perdu 63 kilos, ma vie est transformée et je peux à nouveau m'habiller normalement et je vois bien dans le regard des autres et, en particulier, celui de mon mari que les choses ont bien changé : je suis redevenue normale, je suis joyeuse et j'ai plein de projets."

Témoignage de monsieur D.S. Daniel, entrepreneur en bâtiment, né en 1966.

" *Entre les repas au restaurant avec mes clients, les petits gueuletons en famille, régulièrement quelques whiskies et une bouteille de vin rouge en moyenne par jour, j'avais grossi d'environ 10 kilos en quelques années. J'étais stressé et mon médecin m'avait trouvé une tension artérielle trop forte. J'ai commencé la cure le 11 avril 2002 et le 26 juillet 2002 j'avais perdu les 10 kilos qui me gênaient. Je me sens beaucoup mieux, ma tension artérielle est normale mais je continue à surveiller mon alimentation, ce qui ne me gêne pas du tout."*

Témoignage de D. Patricia, journaliste, née en 1970.

" *Dans ma famille, tout le monde est un peu gros. Il faut dire qu'on mange bien et qu'on aime le chocolat, les gâteaux et les glaces ! Je n'ai jamais bu une goutte d'alcool, mais ça ne m'a pas empêchée de venir à 81 kilos pour 1mètre 62, c'était une catastrophe. J'ai commencé la cure le 17 juin 2002 et 4 mois plus tard, je pèse 62 kilos. Je vais essayer de perdre encore 4 ou 5 kilos et après on verra. En tout cas, je suis très contente et me sens beaucoup mieux."*

Témoignage de madame G., styliste, née en 1961.

" J'ai toujours été menue et mon poids normal habituel est d'environ 55 kilos pour 1mètre 72. À la suite de problèmes professionnels, de voyages et de toutes sortes d'ennuis, j'ai grossi jusqu'à 65 kilos et demi. Je sais bien que ce n'est pas

grand-chose mais je ne me sentais pas bien dans ma peau. Comme mon mari avait perdu 20 kilos en suivant la cure, je m'y suis mise aussi et entre le 16 février et le 16 mai 2002, j'ai perdu ce que je voulais. Maintenant, je ne bouge pas mais je fais bien sûr attention à mon alimentation."

Témoignage de mademoiselle T. Iris, étudiante, née en 1984.

" J'ai grandi très vite et je mesure 1 mètre 77. J'ai beaucoup d'appétit, j'aime bien ce qui est salé et ce qui est sucré, et je buvais beaucoup de sodas sucrés. Un jour où je ne pouvais plus attacher mon pantalon, je suis montée sur la bascule de mes parents et j'ai vu avec horreur que je pesais 98 kilos. J'ai commencé ma cure le 30 mars 2002 et au bout de huit mois, bien que je n'aie pas été très sérieuse dans mon alimentation pendant les vacances, j'ai perdu 20 kilos. Je me sens mieux et je suis très contente de pouvoir m'habiller à la mode. Je vais essayer de perdre encore une dizaine de kilos et, en tout cas, je suis sûre que je ne regrossirai jamais."

I.D.P. : Quelles sont les retombées médiatiques que vous avez pu observer ?

Dr J.-C. H. : Elles sont extrêmement importantes et pour le moins étonnantes !

En Allemagne, dès le début, il a été bien clair que j'étais le médecin qui fait maigrir. Les choses étaient donc bien nettes. De ce fait, on m'a demandé dans de nombreuses interviews de décrire ma méthode et son déroulement.

Au Japon, les choses se sont passées exactement de la même manière. En Russie, les médias n'ont parlé quasiment que de moi ! Pourquoi ? Mystère !

En Grande-Bretagne et aux États-Unis, ce sujet n'a été que peu médiatisé.

En Espagne et en Italie, les choses ont été équilibrées, la médiatisation a autant tenu compte de l'aspect " patient " que de l'aspect " médecin ".

En France, les choses ont été tout autres car j'ai été traité normalement une seule fois sur France Inter ! En dehors de ça, tous les articles de presse et les émissions télévisées (et Dieu sait s'il y en a eu !) m'ont en partie occulté ! Je dois, à la vérité, dire que mon coauteur s'est toujours soucié de me mettre en valeur. Pour être tout à fait juste, je dois remercier pour leur objectivité quelques journalistes, dont Paul C. et Martine M. qui ont fait de très beaux " papiers " sur le recentrement alimentaire.

Les idées de recettes

I.D.P. : La clé de la réussite consistant aussi à savoir varier ses menus, pouvez-vous en individualiser quelques-uns en fonction de différentes thématiques ?

Dr J.-C. H. : Avant de vous faire découvrir certaines de mes recettes, il me paraît important de vous donner quelques conseils de préparation et de cuisson.

Comment procéder à la cuisson des viandes ?

Vous pouvez faire cuire vos viandes directement sur le feu, par exemple, au gril ou au barbecue (avec néanmoins une feuille de papier d'aluminium en dessous, le contact du feu et de la viande étant nocif pour la santé !).

Vous avez aussi la possibilité de les faire rôtir au four en prenant soin de les arroser régulièrement de leur jus, pour qu'elles ne soient pas trop sèches.

La cuisson en cocotte est également tout à fait appropriée. Si vous optez pour ce mode de cuisson, versez 1 ou 2 cuillerées à soupe d'huile au fond de la cocotte et ajoutez, en cours de cuisson, les légumes qui vont accompagner votre plat.

Pour la sauce, il vous est permis de déglacer vos plats de cuisson, en ajoutant un peu de crème liquide allégée, coupée avec de l'eau.

Pour varier les plats à base de lapin et de volailles, vous pouvez les farcir avec un hachis de légumes auquel vous ajoutez le foie haché menu ou les enduire d'une préparation constituée de yaourt maigre, de moutarde, de poivre et de sel.

Enfin, n'oubliez pas que vous avez toujours intérêt à mettre des oignons émincés dans le plat de cuisson aux deux tiers de la cuisson. Cela aura pour effet de délicieusement parfumer votre sauce.

Comment procéder à la cuisson des poissons ?

Comme je vous l'ai déjà indiqué, les poissons peuvent être dégustés cuits ou crus.

Si vous optez pour le cru, faites-les soit mariner dans du jus de citron, soit dégustez-les tels quels, “ à la japonaise ”.

Si vous optez pour le cuit, plusieurs possibilités s'offrent à vous.

Vous pouvez soit les faire griller, soit les faire rôtir au four, soit les cuire au four à micro-ondes ou encore les préparer en papillote. Pour faire de jolies et bonnes papillotes, je vous conseille de mettre dans du papier d'aluminium une ou plusieurs tranches de tomate saupoudrées d'un peu d'herbes aromatiques, de sel et de poivre. Déposez votre filet de poisson sur les rondelles de tomate. Puis recouvrez le filet avec quelques tranches de tomate que vous aurez pris soin de réserver, ajoutez un peu d'herbes aromatiques et quelques oignons émincés. Fermez soigneusement et solidement la feuille de papier d'aluminium et faites cuire au four de 10 à 15 minutes.

N'oubliez pas de faire préchauffer votre four pendant la préparation de vos papillotes.

Comment procéder à la cuisson des légumes ?

Il existe plusieurs façons de faire cuire vos légumes.

Faites votre choix entre la cuisson à la vapeur, au wok ou encore au micro-ondes.

Une fois vos légumes cuits, vous pouvez y ajouter un peu de beurre ou de crème allégés et, bien sûr, toutes les herbes aromatiques que vous aimez.

Pour les pommes de terre, il vous est possible de les consommer nature, cuites à la vapeur ou à l'eau et vous pouvez les mettre en purée.

Si vous le souhaitez, vous pouvez ajouter à votre purée 1 ou 2 cuillerées à soupe d'huile d'olive, en vous inspirant de la fameuse purée à la française, écrasée à la fourchette, de Joël Robuchon.

Chapitre VI

POUR ÉVITER LE RELÂCHEMENT OU LA REPRISE DE POIDS

Un régime amaigrissant efficace est à l'origine de résultats durables

I.D.P. : Parlez-nous des régimes dits de yo-yo.

Dr J.-C. H. : Le phénomène yo-yo est quelque chose de très courant. Il s'agit d'un régime qui fait maigrir mais qui est suivi d'une reprise de poids. Il faut savoir que tous les régimes sont " yo-yo ", y compris le mien, car s'il n'y a pas de modification définitive du comportement alimentaire, il est impossible d'obtenir un résultat durable.

Les mêmes causes produisent toujours les mêmes effets, si vous vous donnez, par exemple, un coup de marteau sur le doigt, cela fait mal et autant de fois vous vous donnerez un coup, autant de fois vous aurez mal !

En matière d'alimentation, le processus est exactement le

même : si vous mangez mal, vous grossissez et autant de fois vous mangerez mal à nouveau, autant de fois vous regrossirez. Voilà pourquoi je dis que la notion de régime est une stupidité car elle est limitée dans le temps. Or ce qu'il faut c'est un recentrement définitif. Il est parfaitement possible de modifier son alimentation une bonne fois pour toutes, si on l'a vraiment décidé. J'en ai d'ailleurs des centaines d'exemples. Mais le jour où ils auront décidé de remanger ce qu'ils mangeaient avant, ils redeviendront comme ils étaient. Pure hypothèse, absurde, naturellement !

Comment rester mince quand on a décidé de le devenir ?

I.D.P. : Parlez-nous de la phase de maintenance de votre méthode.

Dr J.-C. H. : Il est certain qu'après une période d'observance scrupuleuse de mes conseils, il y a souvent une phase de relâchement relatif qui peut durer plusieurs années (10, 20, 30 ans) : c'est la période de maintenance. L'axe général de l'alimentation reste bien évidemment le même, même si de temps en temps on fait quelques écarts. L'important est surtout d'avoir conscience de ces écarts et de ne pas revenir à ses anciennes habitudes, car cela signifierait qu'on a changé d'avis.

I.D.P. : " Je fais de l'observance mon maître mot ", êtes-vous d'accord avec cette expression ?

Dr J.-C. H. : Bien sûr, car la réussite de l'amaigrissement repose sur l'observance. Mais celle-ci ne doit pas être quelque chose de subi, elle doit correspondre à un programme intérieur. C'est-à-dire que le patient a décidé, par et pour lui-même, de changer sa façon de vivre. Moi je suis d'abord l'élément déclencheur puis l'accompagnateur. Il n'y a pas de notion de contrainte.

L'observance est donc une volonté du patient un peu comparable à celle des moines qui observent le rythme des offices, sans jamais le remettre en cause.

I.D.P. : " J'augmente mes activités physiques quotidiennes." Parlez-nous de l'importance de l'activité physique et des moyens permettant de l'augmenter sans pour autant la transformer en " épreuve de force ".

Dr J.-C. H. : Il est évident que je ne peux que vous conseiller d'augmenter vos activités physiques quotidiennes mais d'une façon simple, parce que cela favorisera, en effet, votre consommation calorique. Toutefois, ne vous attendez pas à des merveilles, car pour que cette augmentation soit véritablement significative, il faudrait que vous fassiez preuve d'une activité physique digne d'un sportif de haut niveau !

Néanmoins, si vous bougez un peu, si vous prenez les escaliers au lieu des ascenseurs, si vous allez faire vos courses à pied, en un mot si vous remuez plus, non seulement vous augmenterez légèrement votre consommation calorique, mais surtout vous garderez votre tonus musculaire et une certaine souplesse fonctionnelle de vos articulations.

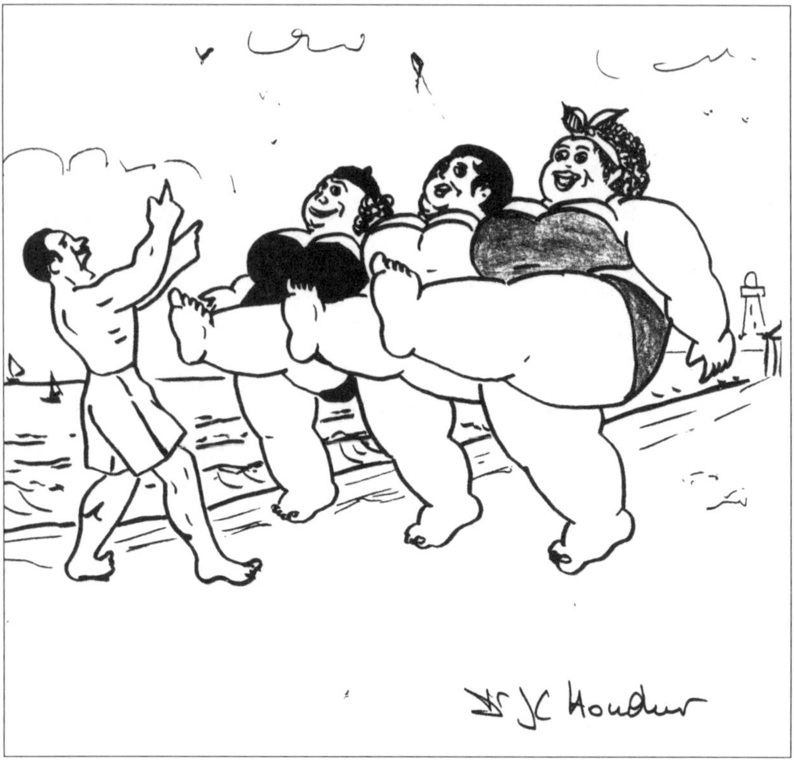

I.D.P. : Quels sont les sports recommandés dans le cadre d'un régime amaigrissant, et dans les suites de ce régime ?

Dr J.-C. H. : Le premier conseil que je peux vous donner est de vous assurer que vous en ayez bien envie ! Si vous n'en éprouvez pas le désir, abstenez-vous car cela risquerait d'être une source de problèmes : dégoût, fatigue, rejet, voire d'accidents... Il n'est pas souhaitable de compliquer la situation en faisant intervenir un élément extérieur qui n'est pas indispensable. Néanmoins, je conseille (même à ceux qui n'en ont pas envie) de faire une culture physique minimale, c'est-à-dire d'avoir une activité physique quotidienne et une vie la moins sédentaire possible. Il vaut cent fois mieux monter quatre étages à pied tous les jours que de faire une heure de footing par semaine ! Mais on peut faire les deux !

Les sports que je préconise sont plutôt des sports doux et lents. Des sports à base de marche comme le golf ou la natation. Idem pour la danse qui est un sport que je recommande vivement ! Enfin, quand on est jeune, on peut jouer au tennis, au volley-ball, au basket... En revanche, certains sports comme le ski n'ont pas d'intérêt car ils sont source d'accidents, comme je l'ai exprimé précédemment.

J'ajoute que, pour vous, mesdames, le shopping peut être considéré comme un sport car il vous fait marcher. Et les essayages vous font fonctionner les articulations des hanches, des épaules et du cou !

Pour clore ce sujet, encore une fois et comme pour tout ce que je dis, c'est le bon sens qui doit vous guider dans vos choix.

I.D.P. : Quelles sont les astuces qui feront la différence ?

Dr J.-C. H. : Voici les dix commandements qui vous permettront de faire la différence.

1. Mangez un peu de tout mais pas n'importe quoi, ni n'importe comment. Mangez à votre faim sans vous priver.

2. Mangez avant d'avoir faim, vous éviterez ainsi de manger trop quand viendra l'heure du repas.

3. Surveillez-vous souvent : le kilo pris, vous perdrez, sans attendre le suivant !

4. Ne comptez pas vos calories, contentez-vous de manger des aliments choisis dans le cadre indiqué.

5. Ne supprimez jamais une catégorie d'aliments, mais choisissez dans cette catégorie en fonction de ce que vous avez appris.

6. Prenez le temps qu'il faut pour mincir, votre organisme n'est pas une machine qui démarre au quart de tour.

7. Si vous mangez mal pour des causes psychologiques, faites-vous aider d'un psychologue.

8. Vous avez grossi car vous mangez mal. Si vous remangez mal après avoir minci, vous regrossirez car les mêmes causes provoquent toujours les mêmes effets.

9. Prenez régulièrement vos compléments nutritionnels car le succès dépend de l'observance et de la régularité.

10. Si vous faites des entorses à votre régime, ce n'est pas grave. Le chemin sera simplement plus long.

Chapitre VII

LES GAINS APPORTÉS PAR LE RÉGIME AMAIGRISSANT

Les bienfaits d'un régime amaigrissant bien conduit

I.D.P. : " Si l'on est mieux dans son corps, on est *a priori* mieux dans sa tête. " Parlez-nous des répercussions psychologiques que peut avoir un régime amaigrissant bien conduit.

Dr J.-C. H. : Votre question prête à discussion car votre affirmation " Si l'on est mieux dans son corps, on est *a priori* mieux dans sa tête " est possible, mais on peut aussi penser l'inverse ! C'est-à-dire que c'est parce que l'on est mieux dans sa tête que l'on se sent mieux dans son corps ! Dans ce cas c'est la tête qui a commandé au corps.

Votre formulation me gêne car elle suppose que l'esprit est conditionné par l'état du corps, autrement dit par la matière. Vos dires vont bien dans le sens du matérialisme ambiant qui subordonne tout à la matière et qui considère que l'esprit n'est que secondaire.

Personnellement, je pense tout le contraire !

C'est l'esprit qui commande au corps. Un de mes patients m'a dit qu'un jour, en se regardant dans la glace, il s'est demandé : “ Mais quel est donc ce gros monsieur que je ne connais pas ! ” C'est à partir de cet instant qu'il a décidé de mettre un terme à un état de choses pour en instaurer un nouveau. Cet exemple vous montre bien que c'est sa tête qui a commandé à son corps.

Qu'il soit très clair, pour tous ceux qui n'ont rien dans le crâne, qu'il n'existe pas pour eux de régime amaigrissant possible ou de résultat durable pour la raison qu'ils n'auront jamais la détermination nécessaire pour pratiquer l'observance indispensable à la réussite de leur entreprise.

Il est certain que lorsqu'on a maigri et surtout réussi à atteindre son objectif, on est mieux dans sa tête. D'abord parce qu'on a gagné le challenge, qu'on a réussi quelque chose. Et ce qui est merveilleux, c'est que cette réussite s'est opérée sur son propre corps.

Enfin, ce changement physique ouvre de nouvelles perspectives qui sont, bien évidemment, plus réjouissantes que celles liées au surpoids.

I.D.P. : Image de soi, image des autres, perception de l'environnement : la modification de l'image de soi conduit-elle inéluctablement à une modification de la perception de l'image d'autrui, voire à une modification de la perception de l'environnement ?

Dr J.-C. H. : Lorsqu'on a perdu trois ou quatre tailles dans ses vêtements, que l'on est passé du 46 au 38, que l'on rentre dans un blue-jean de confection ou dans une jolie robe, on voit forcément la vie un peu différemment. On peut donc s'imaginer dans d'autres vêtements et dans d'autres situations encore inimaginables quelques mois auparavant. Presque tout devient possible ou, tout du moins, envisageable.

" L'autre " n'est plus ressenti comme un ennemi potentiel, prêt à vous critiquer ou à se moquer de vous. Puisque vous êtes plus beau ou plus belle, vous pouvez prétendre à d'autres choses, à une autre vie plus souriante, même si cela est très relatif...

Toutes ces idées habitent plus ou moins confusément les personnes qui ont perdu beaucoup de poids. Toutes éprouvent un sentiment de renaissance et une sensation de puissance, d'abord sur elles-mêmes et ensuite sur le monde. Il n'est pas rare de voir des gros qui occupaient un emploi modeste devenir plus brillants et plus ambitieux, après avoir maigri.

Parfois, cela implique des complications ennuyeuses : il m'est souvent arrivé de voir une bonne grosse mère de famille à bourrelets se transformer ou, plus exactement, redevenir, la ravissante femme qu'elle était avant ses grossesses, avec toutes les complications sentimentalo-sexuelles que cela peut impliquer. Souvent d'ailleurs, la dame en question n'a rien vu venir et est restée sur l'idée qu'elle était une bonne grosse alors que la transformation était déjà terminée. Cela est dû au fait qu'il faut un certain temps pour intégrer les modifications de son image, de son schéma corporel, de son encombrement et de son aspect. En général, comme on ne se voit pas empâter et enlaidir, on ne se voit pas davantage affiner et embellir. C'est souvent en examinant une reproduction de son image (film, photographie) que l'on prend vraiment conscience de l'état des lieux !

Pour finir, je vous mets en garde sur l'appréciation de votre personne par “ les autres ”. Si certains ont une vue objective et voient les choses telles qu'elles sont, certains autres, et c'est fréquent, ont la vue troublée ! Ils vous affirment que vous avez maigri alors que vous avez grossi et que vous êtes moche alors que vous êtes en train d'embellir. Ne fiez-vous donc qu'à vous-même et aux personnes que vous aimez !

Quelques règles élémentaires complémentaires d'hygiène de vie

I.D.P. : Savoir gérer le stress de la vie quotidienne est-il vraisemblablement un facteur clé de la réussite d'un régime amaigrissant ?

Dr J.-C. H. : La gestion du stress de la vie quotidienne est certainement un facteur important de la réussite d'un régime amaigrissant, mais cela ne va pas sans poser certains problèmes !

Tout d'abord qu'est-ce que le stress ? Le stress, c'est l'absence de réponse à une agression, qu'elle soit physique ou psychologique. Cette absence de réponse est le fait d'une inhibition des réponses naturelles, programmées génétiquement en raison de l'éducation ou des circonstances.

Avant de vous donner des exemples concrets, permettez-moi de vous expliquer la différence entre le stress physique et le stress psychologique.

Le stress physique est une agression physique soit directe (intervention chirurgicale, chute dans l'escalier, extraction dentaire...), soit indirecte (grand froid, grande chaleur, grand vent...).

Le stress psychologique est tout événement agressif, en bien ou en mal, de la sphère psychologique (grosse émotion, deuil, peur, perte d'emploi, harcèlement, gain au loto ou au tiercé...).

Les êtres humains sont génétiquement programmés pour pouvoir réagir aux différents types d'agression. En réponse, le cerveau libère un médiateur chimique qui vient agir sur certaines glandes endocrines, en particulier la glande surrénale, provoquant ainsi la libération immédiate de substances chimiques comme l'adrénaline. Cette substance entraîne instantanément une accélération du rythme cardiaque et de l'activité cérébrale, une mise sous tension des fibres musculaires et, à un degré poussé, la vidange des intestins. Tous ces phénomènes constituent la préparation qui conduit soit à une fuite rapide, soit à une bataille avec l'agresseur.

Au cours des millénaires, sous l'effet de notre éducation et de l'érosion de nos mécanismes de défense primitifs, nous avons appris à nous contrôler et à ne pas coller un coup de poing dans la figure du dentiste qui nous a fait mal, à ne pas gifler notre contradicteur, et à nous taire quand nous ne sommes pas d'accord et que nous pensons avoir raison ! C'est ça le stress : ne pas pouvoir donner libre cours à nos réflexes émotionnels. Cette frustration, souvent inconsciente, entraîne des tensions intérieures et toutes sortes de problèmes qui peuvent déboucher sur des troubles aussi variés que l'infarctus du myocarde, une crise de foie et bien d'autres choses encore...

Souvent, par des mécanismes complexes de compensation, certaines personnes trouvent dans la satisfaction de leur gourmandise (tournée en particulier vers les sucreries et / ou le chocolat) une compensation ou un adoucissement au stress qu'ils subissent. En effet, comme nous le savons, le goût du sucre et du chocolat ramène à la petite enfance, et à la mère nourricière qui rassure et console. Cette façon de faire est donc un moyen d'atténuer les effets du stress.

Il est évident que, dans notre vie quotidienne, nous subissons plusieurs fois par heure des petits stress dont l'accumulation peut avoir des conséquences sur la réussite de la perte de poids. C'est pourquoi je ne saurais trop conseiller des pratiques de relaxation, voire de yoga, ou tout simplement l'acquisition d'un fonctionnement mental qui permettent de relativiser et de prendre ses distances avec les agressions de la vie.

I.D.P. : Que conseillez-vous à vos patientes qui viennent vous voir pour une prise de poids due à la ménopause ?

Dr J.-C. H. : Avant d'attribuer une prise de poids à la ménopause, il convient de vérifier que la patiente est réellement ménopausée, car l'arrêt des règles peut avoir différentes causes. Il convient dès lors de procéder à un dosage hormonal qui validera le diagnostic lorsqu'il n'est pas évident. Par ailleurs, en cas de prise de poids chez une femme ménopausée et sous traitement substitutif, il faut s'assurer que ce n'est pas ce traitement qui est en cause. Enfin, la prise de poids peut être concomitante à la ménopause sans que celle-ci en soit pour autant directement responsable. Autrement dit, des modifications psychologiques dues à des modifications de la vie familiale, sexuelle, ou professionnelle survenant au même moment, peuvent entraîner une avidité occasionnelle de compensation venant expliquer la prise de poids. Il est bien connu que la cinquantaine est un tournant parfois difficile à négocier, surtout pour les femmes ! C'est en général à cette époque qu'elles voient leur progéniture quitter la maison, quand ce n'est pas le mari qui prend la poudre d'escampette avec sa secrétaire, souvent plus fraîche et moins ronchon !

Voilà pourquoi, lorsqu'une patiente vient me consulter pour une prise de poids qu'elle attribue à la ménopause, je m'efforce d'abord d'identifier la cause réelle pour laquelle elle a grossi. Mes recommandations vont donc être fonction de ce que j'aurai diagnostiqué.

Si son dosage hormonal montre un déséquilibre net avec une augmentation des œtrogènes et une chute de la progestérone, je rétablirais cet équilibre en prescrivant ce qu'on appelle le traitement de la ménopause. Évidemment, ce traitement visera également à traiter les divers troubles qui accompagnent cette période : bouffées de chaleur, transpiration, troubles du sommeil, irritabilité, hyperexcitabilité du système nerveux... Un traitement symptomatique des troubles de la ménopause peut donc favoriser la perte de poids, en supprimant des causes de compulsions alimentaires.

Si le traitement est en cause, je procède à une vérification de mon diagnostic en arrêtant le traitement pendant quelque temps et en le remplaçant par un traitement de phytothérapie. Nous avons à disposition un certain nombre de plantes très efficaces. Je pense, entre autres, au yam, à la sauge et bien sûr au soja. On trouve ces plantes sous formes de compléments nutritionnels (9).

Le soja contient des protéines, des isoflavones, des saponines et des phytostérols. Dans les protéines se trouvent la plupart des acides aminés essentiels indispensables à la vie. Ce légume, le plus consommé dans le monde, permet – avec le riz – à des milliards de personnes de subsister.

Dans le soja, il y a deux isoflavones très importantes, la génistéine et la daidzéine.

9. *Voir en annexe "Les produits de la cure Spoonlight", page 268.*

Ces substances sont des phyto-œstrogènes et leur structure chimique est voisine de l'œstradiol. L'organisme les utilise comme substituts des hormones féminines. Évidemment, c'est un peu moins efficace mais certainement inoffensif pour la santé ! On peut donc prendre ces substances sans arrière-pensée. On pourrait objecter à l'utilisation des phyto-œstrogènes un manque d'efficacité dans l'ostéoporose, fréquente après la ménopause. Il n'en est rien et de nombreuses études ont d'ailleurs montré que les phyto-œstrogènes agissent non seulement dans la prévention de ce trouble mais également dans son amélioration.

La sauge sclarée est une plante des jardins, riche en phyto-hormones et très riche en flavonoïdes. Son action antispasmodique et antioxydante vient compléter son action centrale d'induction pro-œstrogénique.

Le wild-yam *(Dioscorea villosa)* est une plante originaire d'Amazonie contenant une hormone végétale dont le principal composant actif est la diosgénine, phyto-hormone très proche de la progestérone et précurseur de la DHEA. Cette plante a été longuement étudiée aux États-Unis et au Mexique, en particulier par le Dr John Lee, et son action positive dans le traitement de la ménopause ne fait aucun doute si elle est associée à la sauge et au soja.

Les causes réelles de la prise de poids concomitante à la période de la ménopause sont donc multifactorielles et non imputables à un simple désordre hormonal. La ménopause est un tournant dans la vie de la femme, comme l'a été en son temps la puberté. Il est clair que cette prise de poids passe aussi par le canal de l'alimentation. Une femme qui grossit doit dès lors recentrer son alimentation et éloigner de sa consommation les choses sucrées et grasses. C'est souvent à cette période de leur vie que les femmes me disent que leur goût, jadis tourné vers le salé, se satisfait aujourd'hui plus volontiers d'aliments sucrés.

En conclusion, le recentrement alimentaire, le suivi de la méthode Spoonlight et la prise du draineur (6) qui permet d'éliminer davantage, associés à une vie la moins sédentaire possible et à un traitement de la ménopause, phytothérapique si possible (9), doit normalement suffire à faire rentrer les choses dans l'ordre.

I.D.P. : Le sommeil joue-t-il un rôle dans la prise de poids ?

Dr J.-C. H. : On pense, en général, que les gens qui dorment beaucoup sont plus gros que les autres. Trop dormir est souvent associé à l'idée d'une certaine nonchalance, de mollesse et par conséquent de gourmandise... Je n'adhère pas vraiment à ce raisonnement, sauf si l'excès de sommeil prend de telles proportions qu'il vient entraver l'activité physique. Il est clair qu'une personne qui bouge à peine aura tendance à grossir.

Néanmoins les insomniaques ne sont pas forcément plus maigres que les autres ! J'en connais qui meublent leurs nuits en allant se faire cuire des pommes de terre sautées ou qui grignotent en lisant !

Pour moi, il n'y a donc pas vraiment d'incidence directe entre sommeil et prise de poids !

I.D.P. : Est-il vrai que l'on peut arrêter le tabac sans grossir ?

Dr J.-C. H. : Oui, bien sûr ! On peut arrêter de fumer sans prendre du poids. D'abord il y a des personnes chez qui l'arrêt

---

6, 9. Voir en annexe "Les produits de la méthode Spoonlight", page 268.

de la cigarette n'induit aucune prise de poids. D'autres, au contraire, doivent se faire aider car elles compensent leur habitude en mettant à leur bouche tout ce qui leur passe sous la main. L'ancienne addiction se voit supplantée par une nouvelle. Au lieu de fumer 30 à 40 cigarettes, ils mangent 30 à 40 bonbons et chocolats. C'est comme si, pour vivre, ils étaient contraints de remplacer une mauvaise habitude par une autre ! Pour ceux qui ne peuvent s'empêcher de manger quelque chose, et notamment des bonbons, je conseille de consommer ceux qui sont exempts de sucre (15).

Dans tous les cas, quand une personne vient me voir avec le désir d'arrêter le tabac, j'utilise une méthode qui combine l'auriculothérapie et la sympaticothérapie. Je place une agrafe à un certain endroit dans l'oreille et je pose des stylets dans le nez qui excitent des centres du système neurovégétatif pour freiner la faim. En général, une séance suffit pour obtenir un résultat.

Pour ceux qui sont néanmoins sujets à des fringales, je les aide en leur prescrivant un coupe-faim végétal (1 ou 10) qui freine l'appétit. Je conseille, bien sûr, à tout le monde un draineur végétal (6) qui permet d'élimer les toxines et les déchets de l'organisme. Enfin, je préconise surtout le complexe polyvitaminique (3) car les personnes en période de sevrage ont un besoin accru en vitamines et surtout en vitamines C.

Si un patient vient à prendre sérieusement du poids, je lui conseille se suivre la méthode Spoonlight.

I.D.P. : Quelle est la place spécifique du vin rouge dans l'alimentation ?

Dr J.-C. H. : Dans l'Antiquité, et jusqu'à une période encore récente, le vin rouge était considéré comme un aliment

15, 1, 10, 6, 3. Voir en annexe "Les produits de la méthode Spoonlight", pages 267, 268 et 269.

bénéfique et non comme un simple plaisir. Il était aussi nécessaire que le pain ! Le vin rouge contient des anthocyanes, des flavonoïdes et d'autres substances naturelles présentes dans le raisin. Il s'avère que ces composants ont un effet bénéfique sur la circulation cérébrale et veineuse. Il est donc tout à fait recommandé de consommer 1 ou 2 (voire même 3) verres de cette boisson, par jour. Mais pas plus !

Dans le cadre d'une cure d'amincissement, ces 3 verres sont admissibles. Si l'on met en balance l'avantage qu'ils apportent et l'inconvénient des calories qu'ils contiennent, le fléau penche largement dans le sens de l'avantage. Parmi les vins rouges, je recommande de boire ceux qui sont les plus riches en tanins : les bordeaux.

Le vin blanc et le vin rosé apportent moins de facteurs positifs : j'en déconseille donc l'usage. Comme le champagne.

I.D.P. : L'environnement géographique joue-t-il un rôle particulier dans la prise de poids ?

Dr J.-C. H. : Peut-être. Il est certain que celui qui vit dans une grotte, ou au pôle Nord, risque peu de céder à la tentation des marchands de saucisses-frites ou des étalages de biscuits des rayons du supermarché !

Il faut aussi tenir compte de l'aspect climatique. Les personnes qui habitent dans les régions froides ont davantage tendance à rester chez elles, à grignoter devant leur poste de télévision, que celles qui vivent sous des climats permettant des activités extérieures. Enfin, les produits que je préconise (légumes, fruits...) sont plus faciles d'accès dans les régions chaudes, puisqu'ils y poussent abondamment. La cuisine méditerranéenne se rapproche, sans aucun doute, davantage du régime crétois (qui est le régime des centenaires) que de la cuisine du Nord, riche en fritures.

Chapitre VIII

DE LA CHIRURGIE ESTHÉTIQUE ET DE LA COSMÉTOLOGIE À LA RELAXATION

Évolution de la prise en charge esthétique dans notre société

I.D.P. : La médecine esthétique a-t-elle évolué depuis ces dernières années ?

Dr J.-C. H. : Évidemment, car cette discipline est une nouveauté. Sa définition a d'ailleurs posé certains problèmes car l'association des deux termes " médecine " et " esthétique " n'a pas plu à tout le monde. Pour beaucoup, l'esthétique est du ressort des esthéticiennes, de la futilité et ne sert à rien, contrairement à la médecine qui est sérieuse puisqu'elle sert à guérir. Cela explique pourquoi de nombreux médecins considèrent que la médecine esthétique n'existe pas et qu'elle n'est qu'un dévoiement de la médecine.

Cette façon de voir et de dire les choses est, pour moi,

rétrograde car l'esthétique fait partie de la vie, au même titre que la grippe et le rhume des foins. Aujourd'hui, on demande aux médecins de régler des problèmes sociologiques, de trouver des explications aux moindres conflits, et de donner leur avis sur la composition des beurres allégés ! Dans ce cas, pourquoi vouloir exclure l'esthétique du monde médical ?

Au départ, il ne s'agissait pas de médecine esthétique mais de chirurgie plastique et reconstructrice, destinée à réparer les " gueules cassées " des grandes guerres. Ensuite, sont arrivés les *liftings*, mais ils relevaient encore de la chirurgie. La véritable médecine esthétique a vu le jour il y a une vingtaine d'années, avec des soins non chirurgicaux destinés à corriger des imperfections et à améliorer l'aspect des gens.

Les grandes découvertes qui ont fait progresser cette médecine sont surtout la lipo-aspiration et les injections dans le visage de produits résorbables pour combler les rides.

Les objectifs de la médecine esthétique sont de 2 ordres. Le premier est d'ordre général : il a pour but d'agir contre les processus du vieillissement en tentant de redonner aux personnes du tonus et un aspect général plus jeune. Le second est d'ordre local : il relève du domaine des corrections. Il s'agit d'améliorer un visage défavorisé par la nature, de corriger des rides profondes ou de rétablir des volumes harmonieux, en ayant recours à des injections, à des implants ou à d'autres techniques.

I.D.P. : En quoi la médecine esthétique se démarque-t-elle de la chirurgie esthétique ?

Dr J.-C. H. : La médecine esthétique reste superficielle, contrairement à la chirurgie esthétique qui est invasive : l'incision de la peau et la pénétration à l'intérieur du corps

“ pour faire des choses ” constituent la frontière entre ces deux pratiques.

I.D.P. : La chirurgie esthétique est-elle en passe d’être supplantée par la médecine esthétique ?

Dr J.-C. H. : Il existe effectivement une opposition entre les chirurgiens et les médecins qui font de l’esthétique, car les premiers aimeraient bien conserver l’apanage de cette pratique gratifiante, moins responsabilisante et risquée que la chirurgie classique. Il ne faut pas oublier que, si aujourd’hui nombre de chirurgiens s’essaient à l’esthétique, beaucoup ont pensé, pendant des années qu’elle était inintéressante ! Je crois que la situation va peu à peu évoluer, mais pas forcément en faveur des médecins car le chirurgien bénéficie toujours de l’auréole ancienne de celui qui détient, entre ses mains, la vie d’autrui.

I.D.P. : Comment voyez-vous l’avenir de la médecine esthétique ?

Dr J.-C. H. : Cette médecine n’étant pas une spécialité reconnue par les autorités, son avenir m’apparaît assez confus et difficile. Il y a donc une véritable nécessité à clarifier le statut du médecin esthéticien !

I.D.P. : L’offre en médecine esthétique répond-elle à la demande ?

Dr J.-C. H. : Il faudrait d’abord savoir de quelle demande il s’agit ! D’un point de vue général, je pense que la médecine esthétique répond à la demande du public qui est, évidemment, sous l'influence des médias. En fait, il faut distinguer, d'une part, la demande des personnes qui présentent des disgrâces caractérisées et, d'autre part, celle des personnes déjà bien mais qui souhaiteraient être encore mieux.

Il est clair que ces deux demandes ne peuvent pas être satisfaites de la même manière. Pour la première, je dirais que la médecine esthétique a les moyens de répondre. Pour la seconde, cela est beaucoup plus difficile car être mieux que bien est impossible. Une demande excessivement poussée d'une patiente peut conduire le médecin à prendre des risques, dont les conséquences peuvent s'avérer regrettables, voire inverses de l'effet souhaité !

Je pense qu'il est possible de considérer que l'offre de la médecine esthétique répond à la demande de ses adeptes quand elle reste raisonnable. Toutefois, cette demande suit l'évolution des nouvelles techniques, qui permettent de résoudre des problèmes restés jusqu'ici sans solution. Aujourd'hui, la toxine botulique (dont le représentant le plus connu est le Botox), par exemple, permet de résoudre efficacement le problème des rides frontales, qui ne bénéficiaient jusqu'alors que d'une solution peu satisfaisante, puisque ces rides étaient rebelles aux produits utilisés.

I.D.P. : Quelle est l'influence des médias sur le développement de l'esthétique ?

Dr J.-C. H. : Elle est primordiale ! D'une part, ils font augmenter le nombre des demandes en affichant des modèles (acteurs, stars, chanteurs...) auxquels souhaite s'identifier toute une partie de la population et, d'autre part, ils influent sur le développement des techniques médicales esthétiques. Leur impact doit d'ailleurs être considéré sous deux aspects : positif et négatif.

Positif, parce que les médias informent des nouvelles techniques médico-esthétiques et ouvrent ainsi des possibilités à ceux qui n'avaient pas pensé, ou qui ignoraient, que tel ou tel acte était désormais possible.

Négatif, parce que montrer à des téléspectateurs, qui ne sont pas médecins, comment se passe un lifting, revient à leur donner l'impression d'assister au découpage d'une carcasse de vache ! Rien d'étonnant à ce qu'ils trouvent cela dégoûtant et qu'ils n'aient aucune envie d'essayer ! Plus dissuasifs encore sont les *talk-shows* où se trouvent exposés de pauvres gens enlaidis ou estropiés par des “ ratés ” thérapeuthiques ! Les débats n'aident nullement à comprendre ces accidents, puisque tout le monde s'exprime en même temps, dans un brouhaha et une cacophonie incompréhensibles !

L'influence des médias est dès lors globalement négative, même si les gens oublient vite ce qu'ils ont vu. Ce dont ils se souviennent, ce sont des ridicules “ lèvres de mérou ” de telle star de cinéma aperçue dans les magazines dits *people* !

Trop d'information tue l'information et devient de la désinformation, on le sait.

I.D.P. : Quelle est la place de la médecine esthétique dans les cures d'amincissement ?

Dr J.-C. H. : Cette question est très vaste ! D'abord, je tiens à dire que la médecine esthétique active, c'est-à-dire opératoire, n'a pas de place dans les cures d'amaigrissement puisque la perte de poids n'est le résultat que de la modification des habitudes alimentaires. Toutefois, lorsque la demande vient d'une personne relativement mince, dont le poids est convenable, mais qui souffre d'une disgrâce localisée (petit ventre rond ou culotte de cheval...), il serait idiot de chercher à la faire maigrir. Un amaigrissement n'aurait pour résultat que de la faire fondre de partout, sans pour autant faire disparaître le petit défaut qui la gêne ! Ici, l'indication est très claire : il convient de lui proposer une lipo-aspiration.

Pour celles qui ont les seins qui tombent ou le visage qui s'affaisse, à la suite d'une importante perte de poids, la médecine esthétique a des solutions. Pour le visage, il peut s'agir soit d'un acte chirurgical avec un lifting ou un demi-lifting, soit d'un acte médical avec des injections de produits de comblement ou un lipo-filling (qui consiste à prélever de la graisse par une lipo-aspiration limitée et à l'injecter là où il faut redonner du volume). Pour les seins, la solution est chirurgicale si la ptôse est importante.

Enfin se pose le problème des amaigrissements massifs, c'est-à-dire des pertes de poids qui excèdent 30 kg. En règle générale, la peau devient alors trop grande, même s'il existe des cas très exceptionnels de personnes qui ont une peau très élastique qui se retend petit à petit. Quand une personne se met à flotter dans sa peau comme dans un costume trop grand, la seule solution est, sans doute, de lui proposer une intervention chirurgicale pour “ redraper ” cette peau distendue.

Place de la cosmétologie

I.D.P. : On dit que la cosmétologie est un secteur en expansion. Êtes-vous d'accord ?

Dr J.-C. H. : C'est un secteur dont on parle beaucoup et qui draine de nouvelles clientèles comme, par exemple, les hommes et les personnes qui ont la peau pigmentée.

Sur un plan marketing, on peut constater qu'on prête aujourd'hui à ces produits de plus en plus de vertus… plus ou moins hypothétiques ! Par exemple, on parle de " crèmes à l'effet liftant " ! Je ne pense pas qu'une crème puisse retendre des muscles ou faire remonter des tissus affaissés ! Elle peut, certes, en améliorer l'aspect, c'est tout, mais c'est beaucoup ! Tout ça ne relève que de la sémantique et c'est un jeu de langage auquel adhèrent certaines personnes qui reculent devant des injections ou qui n'en ont pas vraiment besoin.

Il existe donc bien une expansion de la cosmétologie, mais il faut rester conscient que, malgré son intérêt, elle ne peut ni faire de miracle, ni se substituer à la médecine esthétique… En revanche, il ne faut pas oublier que c'est un complément indispensable, pas un "truc" sans intérêt.

I.D.P. : Que pensez-vous du développement important de la cosmétologie masculine ?

Dr J.-C. H. : On voit de plus en plus de gammes cosmétiques destinées aux hommes, mais je ne suis pas très certain du succès de tous les produits qui les composent. Très sincèrement, je pense que c'est davantage un phénomène marketing qu'autre chose ! Du moins pour l'instant !

I.D.P. : Vous avez créé une gamme de produits cosmétiques entièrement naturels. Pouvez-vous nous en parler ?

Dr J.-C. H. : J'ai collaboré à la mise au point d'une gamme de cosmétiques (11) à base de produits naturels provenant de la mer et d'extraits de plantes.

11. *Voir en annexe "Les produits de la méthode Spoonlight", page 269.*

Les produits marins ont beaucoup d'intérêt car les algues contiennent un grand nombre de substances très bénéfiques pour la peau (oligo-éléments, collagène marin...). En ce qui concerne les plantes, cela fait bien longtemps qu'elles nous livrent leurs secrets : c'est la raison pour laquelle elles sont utilisées en cosmétique comme en phytothérapie : le mimosa qui est un cicatrisant, le marron d'Inde qui est un tonique circulatoire tout comme la vigne rouge, et bien d'autres encore...

Cette gamme de cosmétiques comporte des soins du visage, des soins du corps ainsi que des produits de soins pour les peaux pigmentées. Elle a été créée pour compléter l'action interne de la phytothérapie. En effet, pour avoir de vrais et bons résultats en esthétique, il faut utiliser la synergie de la voie interne et de la voie externe. Ainsi, pour lutter contre la déshydratation de la peau qui est un problème fréquent, on peut prendre de l'huile de bourrache ou de l'huile d'onagre par voie orale, mais l'action est d'autant meilleure que l'on agit simultanément par voie externe. C'est dans ce but qu'a été conçue la *crème de jour " douceur "* dont la formule contient de l'huile de germe de blé, du beurre de karité, de l'huile de rosier muscat, de l'huile de kukui, de l'huile de foie de requin, du collagène marin, des extraits végétaux et un filtre solaire. Cette composition va tout à fait dans le sens de la phytothérapie. Un autre exemple est la *crème " plein air "*, conçue pour protéger la peau et à préserver son hydratation : elle est destinée aux personnes qui sont souvent à l'extérieur (jardinage, golf...). Cette crème comporte de l'huile de germe de céréales, du beurre de karité, de l'huile de rosier muscat, de l'huile de kukui, du mimosa, des extraits marins hydratants, de l'allantoïne et un filtre solaire.

Le problème des peaux grasses est souvent difficile à résoudre. Pour cela, ont été mises au point des crèmes contenant, notamment, de la propolis. La propolis a été choisie car cette substance – sécrétée dans les ruches par les abeilles pour protéger leurs embryons des infections – a pour vertu d'être un bon antiseptique. Elle est indiquée pour les peaux grasses car ce type de peau présente des pores dilatés, véritables portes ouvertes aux microbes ! Outre la propolis, ces crèmes contiennent également d'autres extraits naturels antiseptiques ou astringents.

Comme vous pouvez le constater, cette gamme est, somme toute, assez classique ! Toutefois, j'aimerais vous parler d'un produit tout à fait original. Il s'agit de la *crème à base d'extraits de papaye et au coenzyme Q10*. Cette crème a été étudiée pour redonner tonus et élasticité à la peau du visage et du corps. Son usage est donc aussi intéressant pendant les cures d'amaigrissement qu'après les pertes de poids, lorsque la peau a perdu souplesse et vitalité sous l'effet du vieillissement. Elle se décline en deux présentations : une pour le visage (12), une pour le corps (13).

Enfin, il faut également mentionner la gamme destinée aux peaux de couleur foncée (14). Cette gamme a été conçue autour d'une plante qui a la particularité d'agir sur les taches brunes et d'éclaircir les peaux pigmentées. L'extrait utilisé provient des feuilles du barentraube ou busserole. Cet arbuste pousse partout en Europe, mais on utilise uniquement les feuilles des plantes récoltées en Espagne ou en Italie. On sait, depuis longtemps, qu'un produit chimique, l'hydroquinone, décolore la peau. Mais on savait qu'il était dangereux, c'est pourquoi, on a interdit son utilisation. Il s'avère que l'arbusome contenu dans les feuilles de la busserole est un précurseur végétal de l'hydroquinone et qu'il agit de la même façon que l'hydroquinone. Cet arbusome a donc un grand intérêt puisqu'il n'est sous le joug d'aucune interdiction. Les peaux pigmentées cicatrisent toujours en laissant des traces sombres même pour un petit bouton : cette

12, 13, 14. Voir en annexe "Les produits de la méthode Spoonlight", page 269.

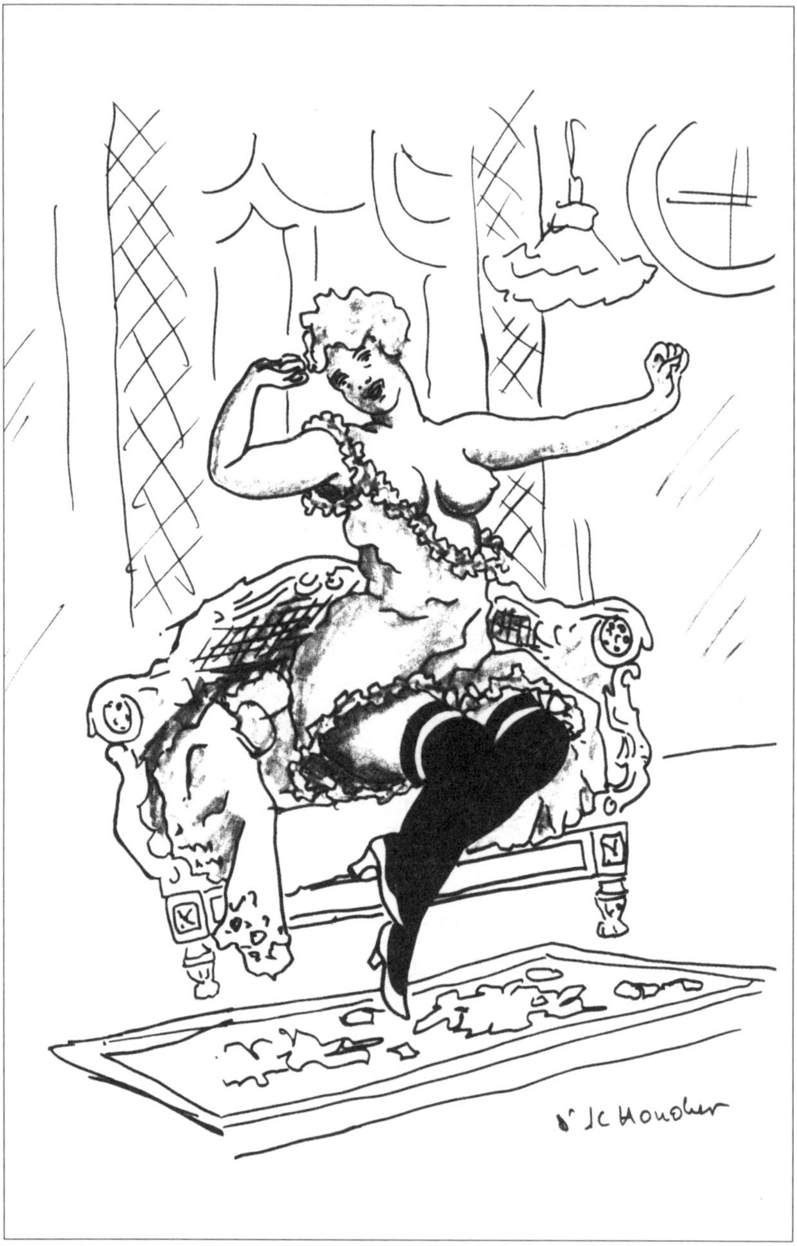

gamme spécifique pour les peaux sombres est un excellent moyen de traiter ce problème.

Pour conclure sur la cosmétologie, il ne faut pas attendre d'elle plus que ce qu'elle peut donner ! Mais c'est une alliée précieuse pour améliorer la vie, car un bon aspect physique aide souvent à être plus positif et plus déterminé.

Place de la relaxation

I.D.P. : Quelles sont les techniques de relaxation qui vous paraissent les plus adaptées au contexte de la perte de poids ?

Dr J.-C. H. : Il existe différentes méthodes de relaxation qui sont inégalement connues et usitées. La relaxation permet de se déstresser et de se détendre, ce qui favorise souvent l'amaigrissement.

Parmi les nombreuses méthodes, la plus connue et la plus drôle est la méthode Coué, qui est une autosuggestion qui peut parfois réussir.

La méthode Vittoz vise à rétablir le contrôle cérébral sur le corps au moyen d'exercices.

L'eutonie est une rééducation du tonus musculaire pour une meilleure réponse de l'organisme aux agressions de la vie.

La relaxation analytique s'adresse en même temps au tonus musculaire et à la tension psycho-affective.

Le bio feedback (ou rétroaction biologique) est une relaxation pratiquée sous contrôle électronique.

À côté de ces différentes pratiques, les deux grandes méthodes de relaxation que je préconise sont la méthode de

Jacobson et la méthode de Schultz.

Dans la méthode de Jacobson, le patient prend conscience de ses tensions internes qu'il résout par des exercices de détente des différents groupes musculaires, les uns après les autres.

Le training autogène de Schultz repose sur des exercices à faire aussi souvent que possible. Le sujet est allongé dans la pénombre, au calme, et se concentre sur sa respiration, ses membres qu'il doit sentir lourds et chauds. Cette technique apporte une détente complète qui permet de pratiquer une autosuggestion dont le but est précis : " Je n'ai pas faim ", " Je vais mieux m'alimenter "... Cette autosuggestion vise à conforter durablement les décisions du patient et, en particulier, à l'aider dans sa lutte contre les compulsions alimentaires.

Au terme d'un apprentissage en quelques séances, le patient devient à même de pratiquer ses exercices de détente seul et presque n'importe où, lorsqu'il a un peu de temps libre.

Chapitre IX

IDÉES DE MENUS

Dr J.-C. H. : Il m'a semblé utile, à votre demande, ma chère Isabelle, de proposer quelques menus inventés, réalisés et testés par mon fils Aurélien, qui est cuisinier comme vous le savez. Ces menus sont adaptés à diverses situations de la vie et conformes à la méthode Spoonlight. Voilà donc mes propositions de menus, essayez-les, ils sont excellents. Je les connaîs bien pour les avoir souvent pratiqués.

– Les menus " semaine " : savoir bien équilibrer ses menus sur une semaine entière.

– Les menus " sport " : savoir adapter son alimentation en fonction de son activité physique.

– Les menus " 4 saisons " : savoir adapter ses recettes aux produits de saison.

– Les menus " dimanche et fête " : des idées originales.

– Les menus " gourmands " : se faire plaisir sans grossir.

– Les menus " plateau télé " : quand on n'a pas envie de cuisiner !

– Les menus " vacances " : une occasion de varier son alimentation.

Les menus " semaine " : savoir bien équilibrer ses menus sur une semaine entière.

Deux menus (midi et soir) pour chaque jour de la semaine

LUNDI

MIDI

Cocktail de fruits de mer au paprika

Cocktail de fruits de mer surgelés, cuits à la vapeur, servis sur un lit de salade verte, accompagné d'une sauce au fumet de poisson Spoonlight, mélangée à de la crème fraîche allégée et assaisonnée aux flocons de paprika.

Sole portion en papillote et au fenouil

Petite sole individuelle, cuite en papillote avec du fenouil et d'autres aromates, accompagnée de bulbes de fenouil cuits à la vapeur et dorés à la poêle.

Crème de yaourt aux agrumes

Mélange de fromage blanc allégé et de crème épaisse allégée avec des suprêmes d'oranges, de pomelos, et de citrons, saupoudrés d'Aspartame.

SOIR

Mousse de betterave au raifort

Betteraves cuites puis réduites en purée, mélangées avec de la crème fraîche allégée et du fromage blanc allégé. Le tout relevé avec du raifort fraîchement râpé et une pointe de vinaigre balsamique, et décoré d'une pincée de parmesan en poudre.

Gratin de moules aux épices sur lit d'épinard

Moules mélangées à un appareil composé d'œufs, de crème liquide allégée et d'un sachet de protéines Spoonlight arôme poisson, aromatisées au persil et à la ciboulette. Gratin cuit au four au bain-marie, puis passé au gril en fin de cuisson. Épinards cuits à l'eau et assaisonnés d'ail.

Tarte fine aux pommes et à la lavande

Cercle de pâte brisée garni d'une couche de pommes coupées en fines lamelles et saupoudré d'un mélange d'Aspartame et de lavande. La tarte est cuite au four à chaleur tournante, puis gratinée au gril ou à la salamandre.

MARDI

MIDI

Salade mélangée aux gambas et au gingembre

Gambas décortiquées et assaisonnées de poudre de gingembre, puis cuites à la vapeur. Les gambas sont servies sur un lit de salade mélangée composée de : feuilles de salade, tomate en dés, soja et champignons noirs chinois.

Pour la sauce de salade : émulsionnez 2 cuillerées à soupe de moutarde avec 1 cuillerée à café de vinaigre d'alcool, 1 cuillerée à soupe de sauce soja et 2 cuillerées à soupe d'eau, assaisonnez selon votre goût.

Noix de Saint-Jacques et son corail à la vapeur d'ail et aux petits légumes

Noix de Saint-Jacques simplement assaisonnées à la fleur de sel, au poivre du moulin et à l'ail finement ciselé, puis cuites à la vapeur pendant 3 minutes. Sac de petits légumes surgelés cuits à la vapeur et assaisonnés comme les coquilles Saint-Jacques.

Petites crêpes aux zestes d'orange

Un sachet de protéines Spoonlight arôme flan vanille, dilué dans 1/2 litre de lait écrémé et mélangé à 3 œufs. Ajouter 1 cuillcrée à soupe d'Aspartame et quelques zestes d'orange. Faites cuire les crêpes à la poêle en utilisant de la margarine allégée.

SOIR

Velouté d'asperges au cumin

Une botte d'asperges vertes cuites à la vapeur et équeutées. Mixez les têtes d'asperges, assaisonnez de cumin, ajoutez un sachet de protéines Spoonlight arôme potage aux asperges, puis de la crème liquide allégée (pas plus de 1/4 de litre de crème). Parsemez l'assiette de grains de cumin avant de servir.

Lapin à la moutarde à l'ancienne et aux salsifis

Lapin badigeonné de moutarde à l'ancienne, puis cuit en papillote au four pendant 40 minutes. Ajoutez dans la papillote des morceaux de carotte et d'oignon afin de parfumer la viande. Ajoutez également 2 ou 3 cuillerées à soupe d'eau afin de ne pas dessécher le lapin durant la cuisson. Pelez les salsifis, cuisez-les à la vapeur, et dorez-les à la poêle dans de la margarine allégée.

Pommes au four à la cannelle

Pommes “ Belle de Boskoop ” coupées en deux et épépinées. Recouvertes de cannelle côté chair et cuites au four pendant une quinzaine de minutes. Mettez-le four sur chaleur tournante et à une température de 150 °C.

MERCREDI

MIDI

Pasta Sun au coulis de tomate et au basilic

Pasta Sun Sunrex cuites à l'eau, nappées d'un coulis de tomates. Pour le réaliser, coupez les tomates en dés puis cuisez-les dans une casserole avec 1 cuillerée à soupe d'huile d'olive et de basilic frais. Salez, poivrez et ajoutez 1 cuillerée à café d'Aspartame. Lorsque le coulis est prêt, nappez les pâtes et décorez de quelques brins de basilic.

Pavé de saumon à l'oseille et haricots verts extra-fins “ minute ”

Pavé de saumon cuit en papillote avec une carotte coupée en petits dés, un oignon finement émincé, 1 cuillerée d'huile d'olive. Parsemez d'oseille fraîche. Haricots verts extra- fins, frais ou surgelés, accompagnés d'une pointe d'ail et d'une noisette de beurre allégé.

Compote de pommes et de fruits rouges

Une ou deux pommes pelées et épépinées, coupées en dés. Dans une casserole, versez les fruits rouges, les pommes et 2 cuillerées à soupe d'eau. Laissez chauffer à feu doux, incorporez 2 cuillerées à soupe d'Aspartame. Laissez refroidir avant de servir.

SOIR

Salade de cresson et omelette aux champignons

Battez au fouet 3 œufs entiers, ajoutez 1/4 de litre de lait écrémé, diluez un sachet de protéines Spoonlight arôme omelette aux champignons, puis ajoutez quelques champignons frais coupés en morceaux. Assaisonnez. Versez la préparation dans un plat en verre, couvrez et laissez cuire au micro-ondes pendant 10 minutes.

Tranche de foie de veau poêlée et sa purée légère

Poêlez une tranche de foie de veau dans de la margarine allégée bien chaude, assaisonnez et déglacez avec un trait de vinaigre de framboises. Pelez et coupez les pommes de terre en dés. Faites cuire à la vapeur, puis écrasez à la fourchette. Salez, poivrez, ajoutez une pointe de muscade, et une noisette de beurre allégé.

Poire pochée au vin rouge

Pelez une poire conférence en laissant la queue. Dans une casserole verser 1/4 de litre de vin rouge et 2 cuillerées à soupe d'Aspartame. Si, au moment où vous plongez la poire dans la casserole, elle n'est pas entièrement recouverte de liquide, complétez avec de l'eau. Ajoutez un bâton de cannelle. Portez à ébullition. Pochez la poire pendant une petite dizaine de minutes. Avant de servir, arrosez la poire de 2 ou 3 cuillerées à soupe du jus de cuisson, et saupoudrez de cannelle.

JEUDI

MIDI

Salade de chair de pamplemousse et de miettes de surimi

Salade mélangée avec des tomates coupées en dés et des suprêmes de pamplemousse. Mélangez délicatement les miettes de surimi et arrosez de jus de citron et de 1 cuillerée à soupe d'huile d'olive.

Blanc de poulet à l'estragon et chou-fleur en fleurette

Faites cuire le blanc de poulet et le chou-fleur à la vapeur. Émincez le blanc de poulet. Dans une poêle faites fondre une noisette de margarine allégée, faites dorer le chou-fleur, versez un sachet de protéines Spoonlight arôme poulet, remuez, puis ajouter 1/2 verre d'eau. Ajoutez le poulet, remuez délicatement, puis crémez avec de la crème liquide allégée (1 décilitre maximum).

Fromage blanc à la pêche

Pelez une pêche, coupez-la en dés. Mélangez délicatement au fromage blanc allégé.

SOIR

Gratin de tomates et de courgettes

Coupez les tomates et les courgettes en tranches pas trop épaisses. Mélangez dans un saladier 3 œufs, 1 décilitre de crème liquide allégée, de l'ail, de la muscade, du sel et du poivre. Disposez les légumes dans le plat à gratin, versez l'appareil et faites cuire à four pas trop chaud (140 °C) pendant 20 minutes. Gratinez en fin de cuisson sur la position gril.

Endives au jambon

Fendez les endives en deux et faites-les cuire à la vapeur. Diluez un sachet de protéines Spoonlight arôme omelette aux champignons dans 1/2 litre de crème liquide allégée, incorporez des champignons frais coupés en morceaux, salez, poivrez et ajoutez une pointe de noix de muscade. Roulez les endives dans des tranches de jambon blanc dégraissé.

Disposez les endives dans un plat, versez l'appareil aux champignons, puis enfournez pendant 30 minutes à chaleur tournante à 140 °C.

Gelée de poire et coulis de myrtilles

Pelez et coupez en dés deux poires Williams. Dans une casserole, faites chauffer un peu d'eau, puis mettez les dés de poire, réduisez en purée et incorporez quelques feuilles de gélatine. Moulez dans des ramequins et laissez refroidir au réfrigérateur pendant 6 heures. Dans une casserole, avec un peu d'eau, versez les baies de myrtilles, réduisez en purée, puis filtrez. Ajoutez 1 cuillerée à soupe d'Aspartame. Servez la gelée de poire bien froide et nappez de coulis de myrtille.

VENDREDI

MIDI

Soupe froide au concombre

Concombre pelé, épépiné et mixé, mélangé à du fromage blanc allégé et à du bouillon de légumes. Assaisonnez d'ail, de ciboulette, de poivre fraîchement moulu, de sel.

Courgettes farcies

Courgettes fendues en deux et évidées. Farcies avec du jambon blanc, de la dinde, du poulet et de la mie de pain complet, le tout mixé. Veillez à bien assaisonner la farce avec plusieurs aromates (persil, herbes de Provence, ail...).

Ananas frais au râpé de gingembre

Coupez un ananas en quatre dans le sens de la longueur, avec un couteau séparez la chair de la peau, en conservant la forme arrondie du fruit. Taillez la chair de l'ananas dans le sens de la largeur. Vous obtenez ainsi des petits triangles d'ananas que vous saupoudrez de gingembre frais râpé. Pour servir, reconstituez le quart d'ananas.

SOIR

Filets de truite fumée au caviar d'aubergine

Pelez les aubergines, épépinez-les et coupez-les en petits cubes. Faites-les cuire à la vapeur. Dans un saladier, écrasez les aubergines à la fourchette, assaisonnez, ajoutez 1 cuillerée à soupe de crème épaisse allégée, du persil haché et une gousse d'ail écrasée. Servez froid accompagné des filets de truites.

Cuisse de dinde au curry et poêlée forestière

Cuisse de dinde entière, cuite au four, avec des oignons et des carottes coupés en petits dés, du court-bouillon de volaille et saupoudrée de curry en poudre. Ajoutez quelques dés de pommes qui se marient très bien avec le curry. Poêlez le mélange de champignons dans une noisette de margarine allégée et assaisonnez de persil et d'ail hachés.

Bavarois aux fraises

Faites un coulis de fraises fraîches et incorporez des feuilles de gélatine. Montez 1/4 de litre de crème fleurette allégée en chantilly et ajoutez 1 cuillerée à soupe d'Aspartame. Incorporez un sachet de protéines Spoonlight arôme entremet fraise au coulis, puis incorporez à la chantilly en " coupant ". Dès l'obtention d'un appareil lisse, moulez, puis laissez refroidir au réfrigérateur pendant 6 heures. Une fois démoulé, nappez le bavarois d'un peu de coulis à la fraise.

SAMEDI

MIDI

Salade d'endive aux pommes et sauce moutarde à l'ancienne

Confectionnez une salade d'endive coupées mélangée avec des pommes golden taillées en petits dés. Mélangez 2 cuillerées à soupe de moutarde à l'ancienne avec 1 décilitre de crème fraîche liquide allégée, une pincée de persil frais haché, du sel et du poivre. Nappez la salade de sauce moutarde et mélangez délicatement.

Filets de rouget à la purée d'ail et brocolis à toute vapeur

Faites cuire les filets de rouget en papillote avec de l'ail en chemise. Une fois les rougets cuits, épluchez les gousses d'ail puis écrasez-les à la fourchette. Cuisez les brocolis à la vapeur et assaisonnez-les de 1 cuillerée à soupe d'huile d'olive, de fleur de sel et de poivre fraîchement moulu. Recouvrez les filets de rouget de la purée d'ail et accompagnez des brocolis.

Salade de fruits de saison

Pelez et détaillez les fruits de saison en dés. Pochez dans un sirop composé d'une moitié d'eau et d'une moitié d'Aspartame. Veillez à ne pas pocher les fruits trop longtemps, de façon à ce qu'ils conservent tout leur croquant. Laissez le sirop refroidir afin d'arroser les fruits. Ajoutez au sirop un trait d'alcool de prune pour en rehausser le goût.

SOIR

Jambonnette de volaille farcie à la julienne de légumes

Haut de cuisse de poulet désossé et farci à la julienne de légumes surgelés cuits à la vapeur. Cuisez la julienne et assaisonnez. Ouvrez la cuisse de poulet et retirez l'os. Disposez la farce à l'intérieur, puis ficelez. Faites dorer les jambonnettes des deux côtés à la poêle dans la margarine bien chaude. Terminez la cuisson au four en arrosant de jus de volaille.

Aile de raie aux câpres et rattes à la vapeur

Ailes de raie pochées au court-bouillon. Filtrez deux louches de court-bouillon après la cuisson, incorporez un sachet de protéines Spoonlight arôme soupe de poisson, jetez les câpres et ajoutez 1 cuillerée à soupe de crème épaisse allégée. Nappez les ailes de raie avec la sauce bien chaude, et accompagnez des pommes de terre pelées et cuites à la vapeur.

Petit flan à la vanille

Battez 3 œufs, ajoutez une cuillerée à soupe d'Aspartame, 1/2 litre de lait demi-écrémé, incorporez un sachet de protéines Spoonlight arôme flan à la vanille. Versez la préparation dans des petits ramequins et faites cuire au bain-marie, à four pas trop chaud (90-100 °C) pendant 40 minutes. Laissez refroidir avant de démouler et saupoudrez de café moulu avant de servir.

DIMANCHE

MIDI

Salade de crevettes roses et purée de cœur d'artichaut

Faites cuire les cœurs d'artichaut à la vapeur, coupez-les en dés. Dans un saladier, mélangez les cœurs d'artichaut, 1 cuillerée à soupe de crème fraîche épaisse allégée, du sel, du poivre et du paprika. Écrasez à la fourchette. Accompagnez de crevettes décortiquées.

Pavé de thon rouge au soja

Dans une poêle bien chaude, faites fondre une noisette de margarine allégée, poêlez un pavé de thon rouge bien épais. Faites cuire 2 ou 3 minutes de chaque côté, gardez le cœur du pavé cru. Retirez le thon de la poêle et versez 1 décilitre de vinaigre balsamique et 1 décilitre de sauce soja. Laissez épaissir. Faites cuire le soja frais à la vapeur 4-5 minutes. Nappez le pavé de sauce soja.

Glace au fromage blanc

Mélangez du fromage blanc allégé, des graines de gousses de vanille, 2 cuillerées à soupe d'Aspartame et 2 centilitres d'Amaretto. Mettez la préparation au congélateur en remuant à la fourchette toute les 15 minutes ou utilisez une sorbetière. Accompagnez la glace d'un fruit frais coupé en dés (cerise, pêche).

SOIR

Omelette aux fines herbes

Battez 3 œufs, ciselez du persil et de la ciboulette fraîche, mélangez. Incorporez un sachet de protéines Spoonlight arôme omelette aux fines herbes. Salez, poivrez et enrichissez l'omelette avec 2 cuillerées à soupe de crème fraîche liquide allégée. Faites cuire l'omelette au micro-ondes, à couvert, pendant 10 minutes.

Papillote de cabillaud et carottes nouvelles

Versez 1 cuillerée à café d'huile d'olive au fond de la papillote, déposez le pavé de cabillaud, ajoutez quelques rondelles de citron, un oignon émincé, du persil frais. Fermez et faites cuire à four chaud (160 °C) pendant 15 minutes.

Faites cuire les carottes nouvelles à la vapeur, dorez-les ensuite à la poêle dans une noisette de margarine allégée et arroserz-les en cours de cuisson de jus d'orange.

Mangue fraîche et sorbet au citron vert

Détaillez la mangue en dés et surmontez d'une boule de sorbet au citron vert.

Les menus " sport " : savoir adapter son alimentation en fonction de son activité physique.

POUR LES ADEPTES DE LA NATATION

AVOCATS AU POULET

Ingrédients :

- 2 avocats
- 1 jus de citron
- 300 grammes de blanc de poulet cuit
- 100 grammes de riz cuit
- 2 carottes
- 1 cuillerée à soupe de vinaigre
- 3 cuillerées à soupe d'huile d'olive
- 1 cuillerée à soupe de persil haché
- 1 petit oignon
- sel et poivre
- feuilles de laitue à volonté.

Recette

Coupez les avocats en deux, retirez les noyaux, puis la chair que vous couperez en petits dés.

Arrosez-les de jus de citron. Conservez les écorces vides. Coupez le blanc de poulet en très petits morceaux, mélangez-les au riz cuit et aux carottes pelées et grossièrement râpées. Ajoutez les dés d'avocat. Préparez la sauce vinaigrette avec les ingrédients indiqués, versez-la sur le mélange aux avocats. Remplissez les écorces vides, parsemez de persil et servez frais sur un lit de feuilles de laitue.

TERRINE DE JAMBON ET LÉGUMES OLYMPE

Ingrédients :

- 250 grammes de haricots verts
- 6 artichauts moyens
- 300 grammes de carottes nouvelles
- 300 grammes de petits pois
- 8 feuilles de vigne
- 10 grammes de beurre
- 250 grammes de chair de jambon demi-sel
- 1 jus de citron
- 1 blanc d'œuf
- 500 grammes de tomates bien mûres
- 1 cuillerée à café de concentré de tomate
- 2 centilitre de vinaigre de vin
- 20 centilitre d'huile d'olive
- sel, poivre, estragon et persil.

Recette

Faites cuire séparément à grande eau salée les haricots verts et les petits pois, en les tenant précuits.

Tournez les fonds d'artichaut. Ayez soin de prendre une casserole assez grande pour qu'ils tiennent côte à côte. Faites chauffer le beurre à l'intérieur et mettez les artichauts à suer pendant 7 ou 8 minutes. Mouillez à hauteur d'eau salée, couvrez la casserole et laissez cuire doucement 20 minutes environ. Laissez refroidir. Faites cuire les carottes entières à l'eau salée.

La farce

Il est important que le mixeur soit très glacé. Dénervez le jambon, coupez-le en petits dés et réservez-le au froid au minimum 30 minutes. Sortez le mixeur, remplissez-le avec la viande et le blanc d'œuf, assaisonnez de sel et poivre. Faites tourner à vive allure en incorporant petit à petit le jus de citron. Cette opération doit être très rapide pour éviter à la farce de s'échauffer.

Cuisson de la terrine

Choisissez un moule rectangulaire. Tapissez le fond et les côtés avec des feuilles de vigne. Tous les légumes étant froids, constituez la terrine : étalez une fine couche de farce dans le fond, garnissez-la d'une rangée de carottes, puis par couches successives de haricots verts, d'artichauts et de petits pois en les séparant chaque fois par un lit de farce. Recouvrez d'un papier sulfurisé et faites cuire au bain-marie 30 minutes à 150 °C. Sortez et réservez au froid au minimum 8 heures. Démoulez la terrine.

Sauce tomate

Pelez les tomates, pressez-les pour en retirer l'eau et les pépins. Passez la pulpe recueillie au tamis fin. Recueillez le jus dans un saladier, puis réservez-le dans un endroit frais jusqu'à l'emploi. Ajoutez le concentré de tomates dans le saladier en remuant avec un fouet pour assurer le mélange des deux éléments et, sans vous arrêter, incorporez le vinaigre et l'huile d'olive. Assaisonnez de sel, poivre, persil et estragon grossièrement hachés. Cette sauce d'accompagnement pour terrines doit se servir très fraîche.

GÂTEAU DE SEMOULE

Jetez en pluie 150 grammes de semoule de blé dans 1 litre de lait demi écrémé bouillant sucré avec 125 grammes d'Aspartame et une gousse de vanille fendue en deux et grattée. Laissez cuire 15 minutes. Incorporez 3 jaunes d'œufs, puis, délicatement, les blancs battus en neige. Versez le mélange dans un moule beurré et faites cuire 30 minutes au four et au bain-marie. Laissez refroidir puis démoulez.

POUR LE JOUEUR DE GOLF

SALADE DU CHEF

Ingrédients :

– 1 gousse d'ail
– 1 laitue
– 3 tomates moyennes
– 1 bol de jambon de Paris en lamelles
– 1 concombre
– 10 radis roses
– 1 citron
– poivre, sel
– vinaigrette légère ou crème fraîche allégée.

Recette

Frottez l'intérieur d'un saladier avec l'ail, disposez les feuilles de laitue (débarrassées de leurs côtes) et les tomates coupées en quartiers. À part, dans un grand bol, mettez le jambon, le concombre émincé et bien essuyé, les radis coupés en rondelles et arrosez avec le jus de citron (2 cuillerées à soupe). Couvrez et laissez en attente jusqu'au service. Servez avec la sauce de votre choix.

SALADE DE PÂTES À L'ITALIENNE

Ingrédients :

– 350 grammes de pâtes (grosses coquilles) ou Pasta Sun (8)
– 150 grammes de jambon blanc
– 350 grammes de tomates
– 50 grammes de roquette (ou de mâche)
– 80 grammes d'émmental
- 8 cuillerées à soupe d'huile d'olive

8. *Voir en annexe "Les produits de la méthode Spoonlight", page 268.*

- 2 cuillerées à soupe de vinaigre de vin
- 1 gousse d'ail pressée
- sel et poivre.

Recette

Faites cuire les pâtes *al dente* 8 à 10 minutes selon les indications du paquet. Égouttez-les, arrosez-les aussitôt de 2 cuillerées à soupe d'huile d'olive et mélangez-les bien. Ébouillantez les tomates. Pelez et coupez-les en quartiers. Éliminez les pépins. Coupez l'Émmental et le jambon en lamelles. Rincez et essorez les feuilles de salade. Ciselez-les. Dans un saladier, mélangez vinaigre et huile. Salez, poivrez. Ajoutez ail, pâtes, tomates, jambon, émmental et salade. Mélangez bien. Servez tiède ou froid.

FIGUES AU FOUR

500 grammes de figues, 3 cuillerées à soupe d'Aspartame et crème fraîche épaisse allégée. Lavez et équeutez les figues. Rangez-les bien serrées dans un plat allant au four. Saupoudrez-les de sucre et faites-les cuire 15 minutes à four chaud. Servez tiède avec de la crème fraîche.

POUR LES JOUEURS DE TENNIS

SALADE AU CONCOMBRE ET AU POULET

Ingrédients :

- 1 concombre
- 3 fines tranches de jambon blanc
- 300 grammes de blanc de poulet cuit
- 2 œufs
- 3 cuillerées à soupe de vinaigre

- 1 cuillerée à café de moutarde
- 3 cuillerées à soupe d'huile d'olive
- 6 cuillerées à soupe de sauce soja
- 1 pincée d'Aspartame et une pincée de sel.

Recette

Coupez le concombre en rondelles très fines, puis en lanières très minces. Coupez également en lanières fines le jambon, le poulet et les œufs cuits en omelette. Disposez tous ces ingrédients sur le plat de service en bandes alternées : lanières de concombre, d'omelette, de jambon, de poulet. Servez frais, nappé de sauce.

LASAGNES AUX FRUITS DE MER

Ingrédients :

- 400 grammes de lasagnes
- 1 kilo de moules de bouchot
- 1 petit verre de vin blanc sec
- 3 échalotes
- 1 cuillerée à soupe de persil haché
- 1 litre de coques
- 500 grammes de queues de langoustine
- 2 branches de céleri
- 2 oignons
- 3 cuillerées à soupe d'huile d'olive
- 500 grammes de tomates
- 2 gousses d'ail
- un bouquet garni
- 1 cuillerée à café de paprika
- 100 grammes de crème fraîche épaisse allégée
- 1 cuillerée à soupe de parmesan
- poivre de Cayenne, sel et poivre.

Recette

Triez, grattez et lavez les moules, faites-les s'ouvrir avec le vin blanc, les échalotes et le persil haché, poivrez. Quand elles sont ouvertes, égouttez-les, passez leur jus dans une passoire à travers un tamis très fin et réservez-le. Retirez les moules de leurs coquilles. Répétez la même opération avec les coques mais sans leur ajouter de liquide. Décortiquez à cru la chair des langoustines, assaisonnez-les. Faites blondir dans l'huile chaude le céleri et les oignons émincés, puis ajoutez les langoustines. Faites-les blondir à feu vif. Mouillez-les avec le jus des moules et des coques, donnez un bouillon et retirez-les avec l'écumoire.

Ajoutez dans ce jus de cuisson les tomates pelées, épépinées et concassées, l'ail écrasé, le bouquet garni, le paprika. Laissez cuire à petit feu jusqu'à ce que cette sauce devienne onctueuse. Ajoutez alors la crème, laissez bouillir 3 ou 4 minutes en battant au fouet, assaisonnez et relevez l'assaisonnement d'une pincée de Cayenne. Remettez les moules, les coques et les langoustines dans cette sauce et tenez au chaud.

Jetez les lasagnes dans une grande quantité d'eau bouillante salée, laissez cuire environ 15 minutes. Goûtez (elles doivent rester fermes sous la dent), égouttez-les. Dressez les lasagnes dans un plat mi-creux, nappez-les avec la sauce aux fruits de mer. Saupoudrez avec un peu de parmesan. Servez très chaud.

FROMAGE BLANC AUX POIRES

Pelez 4 poires Williams très mûres et écrasez-les à la fourchette. Fouettez-les à la main ou au mixer avec 500 grammes de fromage blanc maigre et 100 grammes d'Aspartame. Lorsque la crème a la consistance d'une mousse, versez-la dans des coupes et mettez-la au frais. Servez bien froid.

Les menus " 4 saisons " : savoir adapter ses recettes aux produits de saison.

Établis avec le détail des recettes (entrée, plat, dessert) pour quatre personnes. Deux menus par saison, pour chacune des quatre saisons.

MENU D'ÉTÉ 1

MARGUERITE DE SAINT-JACQUES

Ingrédients :

- 800 grammes de noix de Saint-Jacques
- 6 carottes
- 6 courgettes
- 8 cuillerées à soupe d'huile d'olive
- 4 brins de citronnelle
- sel et poivre du moulin (5 baies)
- 3 citrons.

Recette

Mettez les Saint-Jacques à tremper dans du lait une journée.

Émincez très finement les noix de Saint-Jacques.

Émincez finement les carottes, cuisez-les à la vapeur et réservez.

Émincez finement les courgettes, cuisez-les à la vapeur et réservez.

Préparez la marinade : huile d'olive, citronnelle ciselée, jus de citron, sel et poivre du moulin.

Disposez alternativement au fond de l'assiette les tranches de Saint-Jacques, de carottes et de courgettes.

Badigeonnez de marinade et réservez au frais au moins 2 heures avant de servir.

DAURADE ROYALE AU ROMARIN ET SA RATATOUILLE

Ingrédients :

- 2 daurades royales
- 6 branches de romarin
- 1 décilitre de court-bouillon de poisson
- 4 aubergines
- 4 courgettes
- 1 tête d'ail pelée et ciselée
- 6 tomates
- 3 citrons
- 4 cuillerées à soupe d'huile d'olive
- persil, fenouil,
- herbes de Provence
- sel et poivre.

Recette

Disposez, au fond d'un plat allant au four, les branches de romarin et les citrons, mouillez avec le court-bouillon, et déposez les daurades entières et vidées dans le plat, en ayant pris soin d'inciser la peau très légèrement afin de permettre aux arômes du romarin de parfumer la chair des poissons.

Faites cuire les daurades en les retournant régulièrement et en les arrosant de jus de cuisson.

Préparez la ratatouille : mondez les tomates (ébouillantez-les pendant 1 minute puis rafraîchissez-les dans l'eau glacée afin d'ôter la peau) et coupez-les en morceaux, avec l'ail et le persil. Faites cuire les courgettes et les aubergines à la vapeur. Coupez-les en quartiers. Faites-les sauter dans l'huile d'olive, ajoutez ensuite les tomates. Laissez réduire en remuant souvent. Assaisonnez et mouillez avec un peu d'eau durant la cuisson si nécessaire.

Une fois les daurades cuites, passez le jus de cuisson au mixer et filtrez-le au tamis fin. Arrosez les daurades au moment de servir. Disposez quelques branches de romarin en décoration.

BAVAROIS AUX FRUITS ROUGES

Ingrédients :

- 1 kilo de fruits rouges mélangés
- 1 décilitre de crème liquide allégée
- 16 feuilles de gélatine alimentaire
- 50 grammes d'Aspartame
- 10 feuilles de menthe.

Recette

Mixez et filtrez 750 grammes des fruits rouges, conservez le reste pour la décoration. Réservez 1/3 du coulis pour napper le bavarois. Ciselez les feuilles de menthe, mettez les à mariner dans le coulis et réservez au frais. Laissez mariner environ 6 heures.

Filtrez le coulis à nouveau et mettez-le à tiédir, dans une casserole, sur feu très doux. Dans ce coulis, faites fondre les feuilles de gélatine (après les avoir trempées dans l'eau froide 10 minutes et essorées en les pressant à la main), et incorporez 1 cuillerée à soupe d'Aspartame. Battez la crème en chantilly, une fois qu'elle est ferme, incorporez le reste de Aspartame sans cesser de battre. Incorporez délicatement le coulis refroidi avec la gélatine, à la chantilly.

Utilisez une spatule souple en caoutchouc et " coupez " la chantilly afin d'obtenir un mélange aéré et homogène.

L'appareil du bavarois doit avoir à peu près la même consistance que la chantilly. Moulez, après avoir graissé le moule avec un papier absorbant imprégné d'huile désaromatisée. Réservez au frais au moins 6 heures.

Démoulez et nappez le bavarois avec le coulis mentholé. Ajoutez le reste des fruits entiers pour la présentation.

MENU D'ÉTÉ 2

DUO DE MELON À LA CHAIR DE CRABE AU PAPRIKA

Ingrédients :

- 3 melons d'eau
- 3 melons de Cavaillon
- 800 grammes de chair de crabe
- du paprika
- 1 citron vert
- zestes de citron vert
- jus d'orange
- 3 cuillerées à soupe de crème fraîche épaisse allégée
- 1 cuillerée à soupe d'huile d'olive
- gros sel et baies roses.

Recette :

Pelez et épépinez les melons, coupez-les en tranches fines. Disposez les tranches au fond de l'assiette de service en alternant les couleurs. Assaisonnez de sel et de baies roses, et versez quelques gouttes de jus d'orange sur les melons. Réservez les assiettes au frais.

Émiettez la chair de crabe et mélangez à la crème fraîche, incorporez l'huile d'olive, assaisonnez de 1 cuillerée à café de paprika, puis ajoutez le jus du citron vert. Rectifiez l'assaisonnement. Mélangez et présentez ce mélange en forme de quenelles, et disposez-les sur le duo de melon. Pour la décoration, tamisez du paprika au-dessus de l'assiette et parsemez de zestes de citron vert.

TERRINE AUX TROIS POISSONS

Ingrédients :

- 1 pâte brisée prête à cuisiner
- 600 grammes de filet de saumon
- 400 grammes de filet de lotte
- 300 grammes de filet de merlan
- 6 œufs
- 50 grammes de crème fraîche épaisse allégée
- 2 carottes
- 3 cuillerées à soupe de petit pois
- 1 tomate
- un verre de vin blanc.

Recette

Mixez le merlan et ajoutez les œufs et la crème fraîche, salez et poivrez. Épluchez les carottes et écossez les petits pois, blanchissez-les à l'eau bouillante pendant environ 5 minutes. Rafraîchissez et égouttez-les, puis coupez les carottes en petits dés. Pelez la tomate, épépinez-la puis coupez la pulpe en petits dés. Incorporez tous les légumes au mélange ainsi obtenu. Ciselez une botte de ciboulette et ajoutez-la à la farce.

Tapissez le moule avec les 2/3 de la pâte, après l'avoir légèrement beurré. Réservez le 1/3 restant pour couvrir. Laissez déborder la pâte de deux centimètres au bord du moule. Garnissez le moule avec l'appareil en alternant avec les filets de poisson entiers. Recouvrez le moule avec le reste de pâte. Pincez les bords après avoir posé le couvercle.

Creusez une cheminée au centre du couvercle de pâte, de façon à évacuer la vapeur, maintenez l'ouverture grâce à un carton enroulé sur lui-même. Faites cuire une heure à four moyen (150 °C). Servez froid arrosé de jus de citron.

En accompagnement vous pouvez proposer une salade à la " vinaigrette légère ".

BOMBE GLACÉE DE KIWI ET DE FRAMBOISE

Ingrédients :

- 10 kiwis
- 300 grammes de framboises
- 6 blancs d'œufs
- 50 grammes d'Aspartame
- 16 feuilles de gélatine
- 1 jus de citron
- 1 jus d'orange
- zestes d'orange et de citron.

Recette

Pelez et mixez 8 kiwis. Coupez les 2 kiwis restants en fines tranches. Filtrez le coulis de kiwi, ajoutez le jus de citron et d'orange. Faites fondre la gélatine dans le coulis de kiwi. Montez les blancs d'œufs en neige, ajoutez l'Aspartame lorsque les œufs commencent à monter. Ajoutez 1 cuillerée à café de sucre glace, et battez jusqu'à obtention d'une consistance bien ferme. Incorporez délicatement le coulis de kiwi aux œufs en neige à l'aide d'une spatule en plastique souple pour " couper " les blancs en neige. L'appareil ainsi obtenu doit être mousseux et aéré. Dans un saladier, préalablement graissé, tapissez le fond d'un lit de framboises et de rondelles de kiwi. Remplissez d'une couche d'appareil de

2 ou 3 centimètres. Disposez une nouvelle couche de fruits mélangés. Recouvrez-la d'une épaisseur d'appareil de 2 ou 3 centimètres. Renouvelez l'opération jusqu'en haut du saladier.

Mettez au congélateur au moins 3 heures. Mixez quelques framboises afin de napper la bombe glacée. En décoration, ajoutez quelques feuilles de menthe poivrée.

MENU DE PRINTEMPS 1

FILETS DE SOLE AU VINAIGRE DE CIDRE SUR LIT DE GRANNY SMITH AUX BAIES ROSES

Ingrédients :

- 2 belles soles
- 1 décilitre de court-bouillon de poisson
- 1 bouquet garni
- 1 oignon pelé et coupé en quartiers
- 1 carotte pelée et coupée en tronçons
- 15 centilitres de vinaigre de cidre
- 2 cuillerées à soupe d'huile d'olive
- 4 pommes Granny Smith
- gros sel, baies roses.

Recette

Videz et incisez légèrement la peau des soles. Portez à ébullition le court-bouillon assaisonné avec le bouquet garni, l'oignon et la carotte. Pochez les soles entières dans le court-bouillon sur feu moyen, pendant 15 minutes. Sortez les soles et levez les filets. Évidez les pommes et pelez-les. Taillez les pommes en très fines lamelles, disposez-les sur une plaque allant au four. Saupoudrez de baies roses fraîchement moulues.

Faites sécher les chips de pommes au four pendant 1 heure et à four doux (100 °C) en les retournant souvent. Dans une poêle, faites chauffer l'huile d'olive, puis dorez les filets de sole pendant 2 minutes sur chaque face. Flambez les filets de sole au vinaigre de cidre.

Disposez les pommes au fond de l'assiette, dressez les filets de sole sur les pommes, puis versez le jus de cuisson sur les filets de sole.

PAUPIETTE DE VEAU À LA PAPAYE ET CAROTTES NOUVELLES À L'ORANGE

Ingrédients :

- 4 petites escalopes de veau fines
- 1 papaye fraîche
- 200 grammes de blanc de dinde
- 200 grammes de blanc de poulet
- 8 champignons de Paris
- 4 tranches de jambon blanc dégraissé
- 800 grammes de carottes nouvelles
- 1 jus d'orange
- 1 pincée d'Aspartame
- 1 jus d'orange
- 10 grammes de margarine allégée
- sel, poivre et cumin.

Recette

Détaillez la papaye en cubes, émincez la dinde et le poulet, et taillez les champignons. Mixez la farce composée de la 1/2 papaye, la dinde, le poulet, les champignons, le jambon et une pincée de cumin. Salez, poivrez. Étalez les escalopes, puis confectionnez les paupiettes en mettant 2 cuillerées à soupe de farce au centre de l'escalope, rabattez, puis ficelez. Faites fondre, dans une poêle, la moitié de la margarine et faites dorer les paupiettes. Salez, poivrez et assaisonnez de quelques pincées de cumin. Une fois que les paupiettes sont dorées des deux côtés, retirez-les du feu et terminez la cuisson en papillote au four.

Pour confectionner les papillotes : découpez une grande feuille d'aluminium, tapissez de quelques dés de papaye, déposez les paupiettes, assaisonnez et refermez la papillote. Faites cuire à four chaud (150 °C) pendant 15 minutes.

Grattez les carottes nouvelles au couteau et rincez-les à l'eau claire. Cuisez-les à la vapeur pendant une dizaine de minutes. Faites fondre le reste de margarine dans une sauteuse, jetez-y les carottes, saupoudrez d'Aspartame, laissez dorer en remuant, puis versez le jus d'orange. Laissez cuire jusqu'à sa complète évaporation.

Pour la décoration, parsemez les paupiettes de graines de cumin et les carottes de persil frais.

RAISIN ET POIRES À LA NOIX DE COCO

Ingrédients :

- 200 grammes de raisin noir
- 4 cuillerées à soupe de jus de raisin allégé
- 4 petites poires Williams
- 1 cuillerée à soupe de jus de citron
- 50 grammes de chair de noix de coco fraîche
- 200 grammes de fromage blanc allégé
- 1 sachet de sucre vanillé et 10 grammes d'Aspartame
- un bouquet de menthe.

Recette

Lavez et fendez les grains de raisin en deux, ôtez les

pépins. Mettez-les dans un saladier, arrosez de jus de raisin et mélangez délicatement. Lavez les poires, pelez-les et coupez-les en tranches. Arrosez de jus de citron et mélangez avec les raisins. Râpez finement les 2/3 du morceau de noix de coco. Dans un saladier, battez le fromage blanc, incorporez le sucre et la noix de coco râpée. Effeuillez et lavez la menthe. Repartissez les 2/3 du mélange poires-raisin dans des coupes à fruits assez hautes. Ajoutez délicatement le fromage blanc à la noix de coco et complétez avec le reste du fruit. Saupoudrez les coupes de zestes de noix de coco.

Décorez avec les feuilles de menthe.

MENU DE PRINTEMPS 2

TARTARE DE SAUMON À L'ANETH ET FONDUE DE POIREAU

Ingrédients :

- 400 grammes de filets de saumon
- 2 branches d'aneth frais
- un bouquet de persil
- 2 citrons
- 1 poivron rouge et 1 poivron vert
- 1 botte de poireaux
- 10 grammes de margarine allégée
- 2 cuillerées à soupe d’huile d’olive
- 3 cuillerées à soupe de crème fraîche épaisse allégée
- gros sel, poivre concassé et muscade.

Recette

Lavez soigneusement les poireaux. Ôtez le vert, fendez-les en deux, puis émincez-les finement. Dans une sauteuse, faites fondre une noisette de margarine. Sur feu vif, faites suer les poireaux, en remuant, pendant quelques minutes. Versez de l'eau, jusqu'à recouvrir complètement les poireaux. Baissez le feu puis laissez réduire. Une fois que toute l'eau s'est évaporée, salez, poivrez et ajoutez une pointe de muscade. Si les poireaux ne sont pas assez cuits, ajoutez de l'eau et laissez réduire une nouvelle fois. Rectifiez l'assaisonnement et incorporez 1 cuillerée de crème fraîche.

Pelez les poivrons à la flamme, retirez les pépins, puis coupez-les en petits dés. Ciselez l'aneth et le persil. Découpez le saumon en petits dés de 1 centimètre de côté et mettez-les dans un saladier. Mélangez délicatement le persil, l'aneth et le jus de citron avec le saumon frais. Ajoutez l'huile d'olive, mélangez, puis incorporez la crème fraîche en remuant avec soin. Assaisonnez de gros sel et de poivre concassé. Moulez le tartare dans des ramequins individuels bien froids.

Accompagnez les tartares de la fondue de poireau chaude ou froide, selon votre goût, et décorez l'assiette de brins d'aneth.

NEMS DE BLETTES AU MERLAN

Ingrédients :

- 1 kilo de filets de merlan sans la peau
- 1 grosse botte de blettes
- 2 oignons hachés finement
- 4 tranches de pain de mie complet sans la croûte trempées dans du lait écrémé
- 3 cuillerées à soupe d'huile d'olive
- 1 pointe de cannelle

– 1 bouquet de persil ciselé
– 1 bouquet aromatique : aneth, fenouil, thym et laurier
– jus de 2 citrons
– 40 grammes de beurre allégé salé
– sel, poivre.

Recette

Enlevez soigneusement toutes les arêtes et lavez les filets de poisson puis égouttez-les avec du papier absorbant. Dans un grand saladier malaxez le poisson avec le pain de mie. Ajoutez les 2/3 des oignons hachés, la cannelle, le persil, le beurre et le jus de citron.

Mélangez bien le tout afin d'obtenir une préparation homogène. Assaisonnez de sel et de poivre.

Vous pouvez ajouter des herbes aromatiques selon vos goûts : sel de céleri, aneth ou curry.

Dans l'eau bouillante salée, blanchissez les feuilles de blette juste quelques secondes de manière à ce qu'elles conservent leur croquant. Disposez-les bien à plat et laissez-les égoutter quelques minutes. Déposez 2 bonnes cuillerées à soupe du mélange de poisson à l'extrémité de la feuille, puis roulez-la. Rabattez les côtés et ficelez les nems. Si la feuille est trop fine superposez 2 feuilles l'une sur l'autre. Ciselez le reste des blettes en lanières de 1 centimètre de large. Cuisez-les 2 minutes à la vapeur, assaisonnez bien et ajoutez une noisette de beurre allégé.

Dans une poêle, faites rissoler le reste des oignons dans l'huile d'olive, ajoutez 1 cuillerée à café de mélange aromatique, remuez, faites dorer les nems sur les deux faces et retirez-les de la poêle. Ajoutez l'équivalant de 2 décilitres d'eau, laissez frémir, déposez les nems. Faites cuire sur feu moyen pendant une trentaine de minutes.

Servez sur un lit de blettes à la vapeur.

COUPE DE FRAISES À LA CHANTILLY DE CAPPUCCINO

Ingrédients :

- 2 barquettes de fraises
- 1 sachet de protéines Spoonlight arôme cappuccino
- 1 bombe de chantilly allégée
- 1/4 de litre de crème fleurette allégée
- 1 jus de citron
- 25 grammes d'Aspartame
- quelques feuilles de menthe et du café moulu.

Recette

Au batteur électrique, montez la crème fleurette en chantilly. Veillez à ce que la crème soit bien froide. Commencez à battre doucement, puis accélérez progressivement la vitesse du batteur. Lorsque la chantilly commence à monter, incorporez sans cesser de battre le contenu du sachet de protéines. Dès que la chantilly est prête, réservez-la au froid. Lavez et équeutez les fraises. Coupez-les en quartiers pas trop gros et gardez-en quelques-unes entières. Dans un saladier, mettez les fraises avec le jus de citron et l'Aspartame. Mélangez délicatement. Incorporez ensuite la chantilly. Répartissez le mélange ainsi obtenu dans les coupes à dessert, préalablement refroidies. Remplissez les coupes à mi-hauteur. Recouvrez d'une couche de fraises coupées en deux. Complétez la coupe avec de la chantilly en bombe. Saupoudrez d'une pincée de café moulu, et disposez quelques feuilles de menthe en décoration.

MENU D'AUTOMNE 1

TOASTS AUX CÈPES ET AUX POMMES

Ingrédients :

- 6 gros cèpes
- 4 pommes Granny Smith
- 8 tranches de pain complet
- Jus de 2 citrons
- 4 cuillerées à soupe d'huile d'olive
- sel et poivre.

Recette :

Brossez soigneusement les cèpes et grattez les pieds. Émincez les champignons dans le sens de la longueur en tranches de 1/2 centimètre d'épaisseur. Pelez et évidez les pommes, puis émincez-les de la même façon que les champignons. Tranchez le pain le plus finement possible afin d'obtenir des toasts très peu épais. Mélangez au fouet le jus de citron, l'huile d'olive, le sel et le poivre. Chauffez les toasts et disposez alternativement une tranche de pomme et une tranche de cèpe. Appliquez au pinceau la sauce sur les tartines.

Ajoutez une pincée de fleur de sel et dégustez tel quel.

POULET BRAISÉ AUX CHAMPIGNONS ET AUX LÉGUMES

Ingrédients :

- 1 beau poulet fermier
- 50 grammes de champignons mélangés
- 4 gousses d'ail
- 10 échalotes

– 3 branches de céleri
– 2 carottes
– 200 grammes de petites pommes de terre
– 50 grammes de petits pois écossés
– 2 cuillerées à soupe d'huile d'olive
– 15 centilitres de vin blanc
– 1 litre de bouillon de légumes
– 2 feuilles de laurier
– 1 cuillerée à café de thym séché
– un bouquet d'aneth.

Recette

Nettoyez bien les champignons et coupez-les en morceaux. Pelez l'ail et l'échalote, émincez-les. Ôtez les côtes et le pied des branches de céleri. Pelez les carottes et les pommes de terre, lavez-les et séchez-les. Détaillez tout en dés. Faites revenir à la poêle, sur feu vif, avec 1 cuillerée à soupe d'huile d'olive, les champignons. Réservez dans un bol.

Dans la même poêle, faites dorer les morceaux de poulet, salez et poivrez. Chauffez 1 cuillerée à soupe d'huile d'olive dans une sauteuse et faites revenir l'ail, les échalotes, les dés de céleri, de carottes et de pommes de terre, pendant 8 minutes. Mouillez avec le vin, portez à ébullition, puis baissez la flamme et laissez frémir. Ajoutez le bouillon de légumes, le poulet, le thym et le laurier, couvrez et laissez mijoter environ 35 minutes. Ajoutez les petits pois et laissez cuire encore 5 minutes, puis incorporez les champignons.

Disposez dans un plat en parsemant d'aneth haché...

ANANAS RÔTI ET FARCI AU RÂPÉ DE COCO

Ingrédients :

- 2 petits ananas
- 1/3 de noix de coco
- 2 cuillerées à soupe de confiture allégée à la framboise
- 30 grammes d'Aspartame.

Recette

Coupez la queue des ananas et faites une assise. Pelez les ananas, enlevez le cœur, sans couper l'ananas en deux. À l'aide d'un couteau, transpercez l'ananas dans le sens de la longueur, tournez en suivant la forme du cœur, puis ôtez le cœur en le poussant. Le cœur forme ainsi un tube dont il faut couper 2 tranches qui serviront de bouchon à la farce.

Râpez finement la noix de coco et mélangez avec la confiture allégée. Farcissez l'ananas avec cette préparation puis rebouchez les trous. Saupoudrez l'ananas avec l'Aspartame. Mettez les ananas farcis au four sur position gril et laissez dorer. Retournez les ananas. Sortez du four et laissez tiédir avant de trancher. La farce doit être servie à la cuillère car elle est liquide.

Décorez les assiettes, avec les queues d'ananas fendues en deux et saupoudrez de râpé de noix de coco.

MENU D'AUTOMNE 2

PETIT GÂTEAU DE MOULES AU PAPRIKA

Ingrédients :

- 4 litres de moules de bouchot
- 3 échalotes

– 1 bouquet garni
– 2 oignons
– 1 gousse d'ail
– 1 bouquet de persil frisé finement ciselé
– 1 décilitre
– 5 œufs
– 1/2 litre de crème fraîche liquide allégée
– 1 bonne cuillerée à café de paprika en poudre
– sel, poivre et muscade
– 10 grammes de margarine allégée

Recette

Grattez et ébarbez soigneusement les moules. Ciselez finement les échalotes, les oignons et l'ail. Dans un fait-tout, faites fondre la margarine puis sauter les échalotes, les oignons et l'ail. Jetez-y les moules et ajoutez le persil et le vin blanc. Mouillez avec un verre d'eau et mettez le bouquet garni. Salez, poivrez et ajoutez une bonne pincée de paprika.

Cuisez les moules à feu vif, remuez souvent. Lorsque toutes les moules sont ouvertes, la cuisson est terminée. Retirez du feu et laissez refroidir. Écoquillez les moules et filtrez le jus de cuisson. Réservez. Dans une charlotte, battez les œufs pendant 5 minutes. Ajoutez la crème. Versez l'équivalent de 3 cuillerées à soupe du jus de cuisson. Fouettez pour obtenir un mélange homogène. Mettez une pointe de muscade, une pincée de paprika, salez et poivrez.

Mélangez délicatement la chair des moules et le mélange.

Prenez un plat allant au four, tapissez-le d'une feuille de papier cuisson, remplissez à moitié d'eau. Versez le mélange dans des petits ramequins, disposez-les dans le plat et cuisez au bain-marie, à four doux (150 °C) et à mi-hauteur du four. Faites cuire entre 30 et 40 minutes.

Démoulez avant de servir et parsemez de paprika.

FILET DE LIEU NOIR SAUCE CREVETTES ET GIROLLES À LA VAPEUR

Ingrédients :

- 1 beau filet de lieu noir sans la peau, environ 600 grammes
- 300 grammes de crevettes roses pas trop grosses
- 4 cuillerées à soupe de crème fraîche épaisse allégée
- 1 sachet de protéines Spoonlight arôme champignon
- 1 décilitre de court-bouillon de poisson et 1 jus de citron
- 1 carotte et 1 oignon pelés et coupés en morceaux
- 1 gousse d'ail et 1 bouquet de persil ciselés
- sel, poivre et 1 bouquet d'aromates : fenouil, anis vert et badiane.

Recette :

Décortiquez les crevettes pour ne conserver que les queues. Mettez les têtes des crevettes dans une casserole, faites cuire à feu vif avec 1 ou 2 cuillerées à soupe d'huile d'olive, remuez pendant 1 ou 2 minutes. Mettez 2 ou 3 pincés du bouquet d'aromates, remuez, puis versez le court-bouillon. Ajoutez l'oignon et la carotte, laissez frémir. Retirez les têtes de crevettes à l'aide d'une écumoire. Pochez le lieu noir dans ce court-bouillon durant environ 15 à 20 minutes en fonction de l'épaisseur du filet. Une fois cuit, mettez le filet dans un plat, recouvrez-le de film alimentaire afin de le réchauffer 1 minute au four à micro-ondes juste avant de servir.

Dans une casserole, mettez la crème fraîche et versez 2 bonnes louchées de court-bouillon, laissez frémir en remuant. Incorporez les protéines Spoonlight en prenant soin de bien remuer au fouet afin d'éviter les grumeaux.

Laissez cuire 1 ou 2 minutes sur feu doux. Si la crème obtenue est trop épaisse détendez-la en ajoutant du court-bouillon, et si au contraire elle est liquide ajoutez des protéines. Lorsque la crème est à bonne consistance, mettez les crevettes et remuez. Brossez soigneusement les girolles. Cuisez-les à la vapeur 6 ou 7 minutes. Assaisonnez de sel et poivre puis ajoutez l'ail et le persil, remuez délicatement à l'aide d'une spatule. Réchauffez le poisson au micro-ondes puis nappez-le de sauce bien chaude.

Disposez les girolles, puis parsemez le plat avec du persil frais.

CRÈME À LA NOISETTE

Ingrédients :

- 1/2 de litre de lait écrémé
- 2 jaunes d'œuf
- 4 œufs entiers
- 20 gr d'Aspartame
- 1 sachet de protéines Spoonlight arôme noisette
- 8 feuilles de gélatine alimentaire.

Recette

Faites frémir le lait. Incorporez au fouet la gélatine et le sachet de protéines. Dans un saladier fouettez les œufs et le sucre jusqu'à ce qu'ils blanchissent. Incorporez le lait encore tiède au mélange. Versez dans des ramequins et cuisez au four, au bain-marie, à basse température (100 °C) pendant 30 à 40 minutes. Sortez les ramequins et réservez au froid pendant au moins 6 heures, puis démoulez.

MENU D'HIVER 1

COURONNE DE FOIES BLONDS ET LANGOUSTINES

Ingrédients :

- 12 queues de langoustines décortiquées
- 12 à 14 foies de volaille
- 16 feuilles de gélatine alimentaire
- 4 décilitres de court-bouillon de volaille
- 1 tête d'ail
- 1 trait de vinaigre de framboise
- 4 pincées de persil frais ciselé
- 1 citron pressé.

Recette

Mettez les foies dans une papillote d'aluminium, versez le vinaigre de framboise, fermez la papillote et cuisez à mi-hauteur à four pas trop chaud (150 °C) pendant 8 à 10 minutes. Colorez ensuite les foies au gril ou à la salamandre. Laissez refroidir. Ciselez finement la tête d'ail, versez le jus de citron dans une plaque allant au four, ajoutez les langoustines et l'ail. Salez et poivrez. Cuisez à four chaud pendant 5 minutes. Laissez refroidir.

Faites fondre les feuilles de gélatine dans le court-bouillon de volaille. Disposez du papier de cuisson au fond d'un moule à savarin. Parsemez de persil le fond du moule et disposez alternativement les foies et les langoustines. Versez délicatement l'appareil à gélatine dans le moule et laissez refroidir au réfrigérateur pendant une nuit au moins.

CHOUCROUTE DE LA MER

Ingrédients :

- 2 beaux choux blancs

– 1 filet de saumon (400 grammes)
– 8 filets de rouget grondin
– 1 filet de lieu jaune (400 grammes)
– 2 oignons
– 3 citrons
– une échalote ciselée
– 1 décilitre de crème liquide allégée
– 2 cuillerées à soupe de vin blanc
– 25 grammes de beurre allégé
– vinaigre d'alcool blanc
– sel, poivre, baies de genièvre.

Recette

Brossez et retirez les premières feuilles de chou. Ôtez les cœurs. Coupez en quartiers et passez les choux à la mandoline afin de les émincer le plus finement possible. Tronçonnez les filets de poisson en portions égales. Dans un fait-tout, versez 2 litres d'eau, ajoutez les oignons pelés et coupés en quartiers, 2 citrons et demi, coupés en quartiers, et le vin blanc. Portez à ébullition, salez et poivrez. Pochez successivement le saumon (environ 15 minutes), le lieu (environ 10 minutes) et le rouget (environ 8 minutes).

Réservez à température ambiante.

Dans une casserole, versez 1 décilitre du jus de cuisson, ajoutez l'échalote ciselée, le jus de 1/2 citron et la crème liquide. Laissez réduire à feu doux en remuant souvent. Portez le reste du jus de cuisson à ébullition. Versez 2 traits de vinaigre. Ajoutez une dizaine de baies de genièvre. Pochez la choucroute environ 20 minutes. Égouttez et pressez afin d'évacuer un maximum de jus. Rectifiez l'assaisonnement. Réchauffez les poissons au micro-ondes, recouvert avec du papier film. Réchauffez la sauce et incorporez au fouet le beurre coupé en petits morceaux.

Servez les poissons sur un lit de choucroute et nappés de sauce chaude.

POMMES ET ORANGES À LA CANNELLE

Ingrédients :

- 3 pommes " Belle de Boskoop "
- 3 oranges Navel
- 1 noisette de margarine allégée
- 25 grammes d'Aspartame
- de la cannelle.

Recette

Pelez les oranges jusqu'à la pulpe. Détaillez-les en rondelles d'environ 1 centimètre d'épaisseur. Conservez au frais. Pelez et enlevez le cœur des pommes sans les fendre en deux. Détaillez-les en rondelles d'environ 1 centimètre d'épaisseur. Faites fondre la margarine et faites dorer les tranches de pommes à la poêle et saupoudrez d'Aspartame. Disposez en rond en alternant une tranche d'orange et une tranche de pomme. Saupoudrez de cannelle.

MENU D'HIVER 2

HUÎTRES CHAUDES AU CURRY SUR LIT DE POIREAUX

Ingrédients :

- 20 grosses huîtres creuses
- 400 grammes de blanc de poireaux lavés et émincés
- 400 grammes de carottes lavées et émincées
- 1 cuillerée à café de curry

– 2 cuillerées à soupe de crème fraîche allégée
– 1 décilitre de court-bouillon de poisson
– 10 grammes de margarine de cuisson allégée
– 1 sachet de protéines Spoonlight arôme poisson.

Recette
Cuisez les blancs de poireaux et les carottes à la vapeur en prenant soin de conserver le croquant des légumes. Refroidissez à l'eau glacée, égouttez, salez et poivrez. Dans une sauteuse, faites fondre la margarine. Faites sauter les carottes et les blancs de poireaux en remuant souvent pendant environ 2 minutes. Ajoutez 1 cuillerée à café de crème et saupoudrez de curry. Remuez et laissez chauffer à peine 1 minute. Portez le court-bouillon à ébullition. Prenez les huîtres avec précaution, et sortez-les de leurs coquilles, gardez-les au frais. Nettoyez bien les coquilles en grattant l'intérieur avec un couteau et une brosse. Lorsque le court-bouillon bouillonne, pochez les huîtres à l'aide d'une écumoire, pendant 3 minutes à peine. Égouttez et gardez à température ambiante. Filtrez la moitié du bouillon et délayez-y le sachet de protéines Spoonlight. Incorporez la crème et le curry. Cuisez sur feu doux en fouettant constamment afin d'obtenir un appareil mousseux. Déposez 1 cuillerée à soupe de julienne de légumes au fond de la coquille. Déposez l'huître, puis versez la sauce. Gratinez l'huître au gril ou à la salamandre. Afin d'éviter que les coquilles se renversent dans l'assiette, posez sur une couche de gros sel.

LA TÊTE DE VEAU À LA MOUTARDE

Ingrédients :
– 1 tête de veau complète roulée (environ 500 grammes)
– 2 oignons
– 5 carottes

- 50 grammes de câpres hachés
- 50 grammes de cornichons hachés
- un oignon haché
- 50 grammes de persil ciselé
- 2 cuillerées à soupe de vinaigre d'alcool
- 2 cuillerées à soupe de moutarde fine
- 1 décilitre de vin blanc
- gros sel, bouquets garnis, poivre.

Recette

Déroulez la tête de veau et séparez la langue du reste. Dans deux marmites remplies de 2 litres d'eau, démarrez la cuisson de la tête de veau et de la langue à l'eau froide, assaisonnez le bouillon avec du sel, du poivre, les oignons, les bouquets garnis, le vinaigre et le vin. Portez à ébullition et écumez. Faites cuire la langue pendant 1 heure 1/2 après le début de l'ébullition. Faites cuire à petit bouillon, écumez. Égouttez et réservez. La cuisson de la tête de veau est très longue, il faut compter environ 3 heures.

Faites cuire à feu moyen et écumez aussi souvent que nécessaire. Égouttez et réservez le jus de cuisson. Laissez refroidir la tête de veau et coupez-la en carrés de 2 centimètres de côté environ. Coupez la langue en tranches de 1 centimètre d'épaisseur. Filtrez le bouillon, et mettez la moitié à chauffer dans une casserole. Faites cuire les carottes pelées et fendues en quatre dans ce bouillon. Dans une autre casserole, chauffez le reste du bouillon et ajoutez-y les câpres, l'oignon haché, les cornichons, le persil et la moutarde. Faites frémir et ajoutez la tête de veau et la langue. Portez à ébullition, rectifiez l'assaisonnement si nécessaire.

Égouttez, parsemez de persil frais et servez très chaud.

CRÈME AU CARAMEL

Ingrédients :

- 2 jaunes d'œufs
- 6 œufs entiers
- 100 grammes d'Aspartame
- un sachet de protéines Spoonlight arôme caramel
- 1 litre de lait écrémé
- 1/4 de litre de crème liquide allégée
- quelques grains de café concassés.

Recette

Blanchissez au fouet les œufs et l'Aspartame. Incorporez le lait et la crème. Dissolvez le sachet de protéines dans la préparation. Saupoudrez le fond des ramequins avec les grains de café. Remplissez les ramequins avec l'appareil. Dans une plaque allant au four, disposez une feuille de papier sulfurisé. Répartissez les ramequins dans la plaque et remplissez avec de l'eau jusqu'à mi-hauteur des ramequins. Faites cuire à four très doux pendant 30 à 40 minutes.

Les menus “ dimanche et fête ” : quelques idées originales.

Trois menus complets avec recettes détaillées pour quatre personnes

POUR UN REPAS D’ANNIVERSAIRE

HOMARD À LA DIABLE

Ingrédients :

- 3 homards moyens
- 3 cuillerées à soupe d'huile d’olive
- une botte de persil
- 1/2 décilitre de vinaigre
- poivre de Cayenne
- 1 cuillerée à café d'extrait de viande
- 1 cuillerée à soupe de concentré de tomates
- 1 noisette de beurre
- 1 cuillerée à soupe de farine
- 2 cuillerées à soupe de moutarde forte
- 1 citron
- thym, laurier, sel et poivre.

Recette

Faites cuire les homards dans de l'eau bouillante avec du thym, du laurier, du sel et du poivre de Cayenne. Laissez cuire 20 minutes. Égouttez-les et laissez-les refroidir. Coupez-les en deux dans le sens de la longueur, poivrez la surface, tartinez-la de moutarde, versez un filet d'huile et faites griller au four 15 minutes. Faites réduire le vinaigre de moitié avec du sel et du poivre de Cayenne. Ajoutez un verre d'eau bouillante contenant l'extrait de viande dissous.

Incorporez le concentré de tomate et laissez cuire 10 minutes. Liez la sauce avec le beurre et la farine mélangés, ajoutez le restant de la moutarde. Dressez les homards sur le plat de service, garnissez de tranches de citron que vous napperez légèrement de sauce. Servez le restant de sauce dans la saucière.

CANARD À L'ORANGE

Ingrédients :

- 1 canard de 1,5 kilo à 2 kilos environ
- 6 belles oranges (choisissez des oranges sanguines pour leur couleur violacée et leur parfum poivré)
- 1 carotte
- 1 oignon
- 100 grammes de margarine allégée
- 1 bouquet garni
- 2 cuillerées à café de farine
- 2 cuillerées à café de cognac
- 2 cuillerées à café de Cointreau
- 1 cuillerée à soupe de vinaigre de vin blanc
- 1 kilo de navets
- 3 cuillerées à soupe d'Aspartame
- sel et poivre.

Recette :

Prélevez et taillez en fines lanières les zestes de 2 oranges. Ébouillantez-les durant 4 minutes, puis égouttez-les. Réservez-les. Pelez les oranges. Ôtez les parties blanches. Coupez-les en tranches et réservez-les dans une assiette creuse avec le jus rendu à la coupe. Pelez et émincez la carotte et l'oignon. Faites fondre 70 grammes de margarine dans une cocotte. Mettez-y à dorer le canard vidé et plumé, à feu modéré, en ajoutant la carotte et l'oignon.

Mouillez d'1 verre d'eau, ajoutez le bouquet garni. Pensez à assaisonner. Couvrez, baissez le feu et laissez mijoter 45 minutes. Ensuite, arrosez le canard avec le cognac et le Cointreau. Couvrez à nouveau et laissez reposer 10 minutes hors du feu. Retirez le canard, enveloppez-le d'aluminium. Versez dans la cocotte le vinaigre et le jus de coupe des oranges. Faites mijoter doucement 10 minutes. Passez cette sauce dans une passoire fine. Remettez-la dans une casserole avec la fécule délayée dans 1/2 verre d'eau. Laissez tranquillement mijoter à feu doux. Faites fondre la margarine restante dans une poêle, ajoutez les tranches d'oranges et faites-les chauffer 4 ou 5 minutes à feu moyen. Placez le canard décoré de zestes et entouré de la garniture d'oranges sur un plat chaud. Servez le reste en saucière.

Pelez les navets et coupez-les en morceaux. Cuisez-les à la vapeur. Lorsqu'ils sont cuits, faites fondre une noix de margarine allégée dans une sauteuse et dorez-les. Saupoudrez d'Aspartame, versez 1 verre d'eau puis laissez mijoter à découvert jusqu'à complète évaporation. Salez et poivrez en cours de cuisson en prenant soin de remuer souvent.

POMMES FARCIES AUX COINGS ET AUX NOIX

Ingrédients :

- 4 pommes reinette
- 10 grammes de beurre allégé
- 4 cuillerées à soupe d'eau
- 4 cuillerées à soupe d'Aspartame
- 2 coings
- 1 citron
- 20 grammes de cerneaux de noix

Recette

Lavez soigneusement les pommes et essuyez-les. Beurrez un plat allant au four avec la moitié du beurre. Creusez une petite calotte au-dessus de chaque pomme avec un couteau bien aiguisé. Piquez la peau par endroits avec les dents d'une fourchette pour éviter que les pommes n'éclatent pas à la cuisson. À l'aide d'un vide-pomme, retirez cœurs et pépins sans traverser les fruits. Creusez légèrement la chair au centre.

Par ailleurs, pelez les coings et coupez-les en petits dés. Recouvrez-les à hauteur d'eau citronnée. Faites cuire jusqu'à ce qu'ils soient tendres, et égouttez-les, pesez-les et ajoutez leur poids en Aspartame. Faites cuire jusqu'à ce que la marmelade prenne consistance. En fin de cuisson, joignez les cerneaux de noix hachés. Farcissez les pommes évidées du mélange, versez les 4 cuillerées à soupe d'eau dans le fond du plat. Saupoudrez de sucre et faites cuire 35 minutes, à four chaud préchauffé, en arrosant de temps en temps avec le jus de cuisson.

MENU DU 14 JUILLET

SALADE DE PASTA SUN AUX TROIS COULEURS

Ingrédients :

- 300 grammes de Pasta Sun
- 2 carottes
- 1 cœur de céleri en branches
- 3 cœurs de palmiers
- 6 cœurs d'artichaut en boîte

- 3 œufs durs
- 2 blancs de poulet cuits
- 1 citron
- 1 cuillerée à café de vinaigre de framboise
- 7 cuillerées à soupe d'huile d'olive
- 10 brins de ciboulette
- sel et poivre.

Recette

Faites cuire les pâtes *al dente* 7 minutes dans un grand volume d'eau bouillante salée avec les carottes émincées. Égouttez. Arrosez-les d'un filet d'huile d'olive. Mélangez et laissez tiédir. Dans un saladier, mélangez le jus de citron, le vinaigre de framboise, 1 bonne pincée de sel et le reste d'huile. Poivrez. Mélangez-y les pâtes avec les carottes, le céleri, les cœurs de palmiers et d'artichauts émincés. Disposez le tout sur un grand plat. Garnissez de quartiers d'œufs durs, de blancs de poulet émincés et parsemez de ciboulette ciselée. Servez frais.

LANGOUSTE BELLE VUE

Ingrédients :

- 2 langoustes
- 2 carottes
- 2 oignons
- 100 grammes de céleri blanc
- 2 cuillerées à soupe de vinaigre
- 1 bouquet garni
- 1 litre de gelée neutre
- 1 décilitre de crème fraîche liquide allégée
- 4 cœurs de laitue
- 4 demi-tomates

– 4 têtes de champignons
– quelques lamelles de truffe
– 1 citron
– une botte de persil
– poivre en grains, poivre de Cayenne, sel.

Recette

Faites cuire les langoustes au court-bouillon avec l'eau, les légumes, les poivres, le bouquet garni, le vinaigre et le sel. Après 1/2 heure, laissez refroidir dans le bouillon de cuisson.

Retirez la carapace sans l'abîmer et détaillez la chair en médaillons. Posez-les sur une petite plaque et nappez-les avec les 3/4 de la gelée mélangée à la crème. Laissez prendre. Nappez la carcasse avec de la gelée. Lorsqu'elle est bien prise, posez les médaillons dessus. Garnissez avec des lamelles de truffe. Mettez au réfrigérateur au moins 2 heures avant de servir. Dressez sur un lit de laitue et garnissez avec des demi-tomates farcies avec les têtes de champignons finement hachés et persillés.

MILK SHAKE AUX FRUITS

Ingrédients :

– 2 petites boîtes de lait condensé non sucré
– 1 vingtaine de glaçons
– 2 cuillerées à soupe d'Aspartame
– 200 grammes de fraises.

Recette

Nettoyez les fraises, lavez-les et égouttez-les. Mettez dans le bol du mixer des glaçons, l'Aspartame, le lait et les fraises. Mettez le mixer en marche à la petite vitesse pendant quelques secondes, puis passez à grande vitesse jusqu'à ce que les morceaux de glace soient bien broyés. La préparation doit être bien mousseuse. Servez immédiatement dans des coupes. Pratiquez de la même manière pour des milk-shakes au cassis, à la framboise, à l'abricot ou à la pêche. Dans ces deux derniers cas, il faut, bien sûr, enlever les noyaux.

LE BARBECUE DU 15 AOÛT

DAURADE GRILLÉE À LA SAUGE

Ingrédients :

- 1 belle daurade de 1,2 kilo environ
- 1 citron
- 4 cuillerées à soupe d'huile d'olive
- sel, poivre, sauge
- Grosses crevettes à volonté.

Recette

La veille, faites mariner quelques feuilles de sauge légèrement écrasées dans l'huile qui servira à cuire le poisson. Faites écailler la daurade par votre poissonnier. Farcissez-la de quelques brins de sauge et assaisonnez. Avec un couteau tranchant, pratiquez quelques incisions dans la partie la plus épaisse de la chair. Badigeonnez-la d'huile parfumée à la sauge et posez-la sur le gril. Laissez cuire 15 minutes sur une face, puis retournez-la en continuant à badigeonner d'huile. La daurade doit cuire environ 30 minutes.

Servez avec du jus de citron et des crevettes grillées à volonté.

Pour accompagner la daurade, préparez cette salade :

- 2 cœurs de feuille de chêne
- 2 cœurs de batavia
- 400 grammes de roquette
- 1 botte de radis.

Lavez et coupez en morceaux les feuilles, mettez-les dans un saladier et ajoutez quelques radis coupés en fines lamelles. Mettez, dans un bol, 1 cuillerée à soupe de moutarde, ajoutez 1 cuillerée à soupe de vinaigre, 1 gousse d'ail passée au presse-ail, salez, versez 2 cuillerées à soupe d'huile d'olive en filet, émulsionnez, versez sur les salades et mélangez.

SALADE DE MELON AUX ORANGES

Ingrédients :

- 3 melons
- 3 oranges
- le jus de 1 orange et de 1 citron
- 2 cuillerées à café de grenadine
- 1 petit verre d'eau
- 500 grammes de fraises

Recette :

Coupez les melons en deux, ôtez les pépins, et taillez-les en petites boules à l'aide d'une cuillère parisienne. Lavez les fraises sans les équeuter. Égouttez-les. Réservez-les au frais. Pelez au couteau économe les oranges non traitées. Découpez les zestes en très fines lamelles. Faites-les confire pendant 10 minutes dans le mélange grenadine-eau bouillante. Laissez refroidir. Retirez les zestes à l'aide d'une écumoire.

Pelez les oranges, retirez toutes les peaux, et coupez la chair en petits morceaux. Mélangez les melons, les fraises dans un saladier, avec les oranges et les zestes d'orange. Arrosez le tout avec le jus d'orange et le jus de citron. Décorez de quelques feuilles de menthe poivrée et servez bien frais.

Les menus “ gourmands ” : se faire plaisir sans grossir.

Deux menus avec recettes détaillées pour quatre personnes

PREMIER MENU GOURMAND

CARPACCIO D’AUTRUCHE ET SALADE D’AUBERGINES

Ingrédients :

- 4 belles aubergines
- 700 grammes de filet d’autruche ou de pavé d’autruche
- 1 décilitre d’huile d’olive extra-vierge première pression
- 150 grammes de fromage blanc allégé
- 1 décilitre de vinaigre d’alcool blanc
- 2 gousses d’ail
- 2 citrons
- 1 poivron rouge, 1 poivron vert
- basilic, persil et ciboulette fraîche
- fleur de sel et poivre concassé.

Recette

La salade : épluchez les aubergines et coupez la chair en petits dés. Portez à ébullition 1,5 litre d’eau salée et mélangée avec 1 décilitre de vinaigre d’alcool blanc et aromatisée avec quelques feuilles de basilic. Pochez les dés d’aubergines, pendant 5 minutes. Égouttez soigneusement et laissez refroidir. Dans un saladier mettez 150 grammes de fromage blanc allégé à 0 % et mélangez avec un petit bouquet de ciboulette finement ciselée, 2 gousses d'ail ciselées très finement, du sel et du poivre. Vous pouvez agrémenter de quelques graines de cumin, selon votre goût. Mélangez les aubergines au fromage blanc, arrosez d'un filet d'huile d'olive ou d'un jus de citron, remuez bien et servez frais.

Le carpaccio : enveloppez la viande dans du papier film, serrez bien en tournant les deux extrémités de ce papier, le but étant d'obtenir une viande dont la chair soit la plus comprimée possible. Mettez la viande au congélateur pendant une nuit. Une fois congelée, déballez la viande, laissez-la reposer à température ambiante 1 petite heure, puis détaillez-la en tranches extrêmement fines, l'idéal étant de trancher à l'aide d'une trancheuse électrique. Mélangez l'huile d'olive, la fleur de sel, le poivre concassé, un jus de citron et les herbes de Provence (ou un mélange d'aromates " spéciales marinades "). Épépinez les poivrons et taillez-les en petits dés. Mélangez les poivrons et la marinade, il est préférable de préparer la marinade la veille afin qu'elle soit bien parfumée. Tapissez le fond de l'assiette avec quelques tranches de carpaccio, appliquez la marinade en fines couches, avec un pinceau et laissez mariner 5 à 10 minutes. Disposez 2 cuillerées de salade d'aubergines au centre de l'assiette et parsemez de persil fraîchement ciselé.

RASCASSES À LA DIEPPOISE ET LÉGUMES GLACÉS

Ingrédients :

- 2 belles rascasses
- 1 kilo de fruits de mer mélangés (moules, crevettes, calmars) déjà cuit
- 1 kilo de navets et de carottes mélangés
- 2 cuillerées à café de concentré de tomates
- 2 cuillerées à soupe de crème fraîche épaisse allégée

- 1 décilitre de court-bouillon au vin blanc et le jus de 1 citron
- 2 cuillerées à soupe d'Aspartame
- 1 pointe de paprika, sel et poivre.

Recette

Épluchez et taillez les légumes en tronçons de 5 centimètres de long. Pelez les navets et taillez-les à la même dimension que les carottes. Dans une sauteuse, mettez les légumes et recouvrez-les d'eau froide. Ajoutez l'Aspartame et 1 cuillerée à café d'huile d'olive, salez et poivrez généreusement. Portez à ébullition puis laissez sur feu moyen. Laissez toute l'eau s'évaporer, remuez souvent. Si, lorsque toute l'eau s'est évaporée, les légumes sont à peine cuits, ajoutez l'équivalent de 1 verre d'eau. À la fin de la cuisson, laissez dorer les légumes dans la sauteuse pour qu'ils soient légèrement colorés. Laissez frémir le court-bouillon pour y pocher les rascasses entières. Cuisez environ 30 minutes, égouttez et levez les filets. Dans une casserole, chauffez 1 cuillerée à soupe d'huile d'olive et rissolez le mélange de fruits de mer pendant 1 minute. Salez, poivrez et ajoutez le paprika, mélangez. Mouillez avec une louchée de court-bouillon. Ajoutez le concentré de tomates, remuez. Crémez. Vérifiez l'assaisonnement. Portez à ébullition pour épaissir la sauce. Nappez les filets des rascasses avec la sauce bien chaude. Présentez les légumes en rond autour de l'assiette en alternant les deux variétés. Parsemez de paprika en poudre.

ÎLES FLOTTANTES

Ingrédients :

- 6 blancs d'œufs
- 2 cuillerées à soupe d'Aspartame

– 1 petite cuillerée à café de sucre glace
– 1 trait d'eau de fleur d'oranger
– 1 sachet de protéines Spoonlight arôme entremet vanille
– 1/2 litre de lait demi-écrémé
– 1/4 de litre de crème épaisse allégée
– 1 gousse de vanille
– 1 pincée de sel.

Recette

Commencez par séparer les blancs des jaunes, puis versez les blancs dans un saladier ou directement dans le bol du batteur. Mettez une pincée de sel dans les blancs d'œufs afin qu'ils montent plus facilement. Placez le saladier au réfrigérateur pendant 1 heure. Dans une casserole, versez le lait et la crème et chauffez doucement. Incorporez le sachet de protéines à l'aide d'un fouet. Au couteau, fendez la gousse de vanille, puis raclez les graines. Mettez environ la moitié des graines dans la crème anglaise. Lorsque le mélange a atteint une consistance assez épaisse, coupez le feu, retirez de la casserole, laissez refroidir.

Montez les blancs en neige : commencez à battre doucement puis accélérez lorsque le mélange se met à mousser. Augmentez la vitesse progressivement. Lorsque les œufs à la neige sont fermes, incorporez délicatement, sans cesser de battre, l'Aspartame, le sucre glace et la fleur d'oranger. Une fois que les œufs en neige sont bien fermes, arrêtez le batteur.

Pour mouler les îles flottantes, utilisez des petits moules unitaires en caoutchouc et arrondis. Versez les œufs à la neige dans les moules. Veillez à mettre suffisamment d'œufs dans les moules afin qu'après la cuisson, vos îles flottantes aient une belle forme arrondie. Raclez l'excès des blancs d'œufs débordant des moules. Cuisez les blancs d'œufs moulés, au micro-ondes, pendant quelques minutes (entre 5 et 10 minutes selon la puissance du four et selon la taille des moules). Les œufs sont cuits lorsqu'ils ont presque doublé de volume. Versez la crème à la vanille dans des coupes assez hautes, disposez deux demi-boules d'îles flottantes et mettez quelques grains de vanille dessus.

SECOND MENU GOURMAND

LOTTE EN PAPILOTTE À LA CRÈME D'ARTICHAUT

Ingrédients :

- 1 belle queue de lotte (environ 600 grammes)
- 2 artichauts moyens
- 1 décilitre de court-bouillon de poisson au vin blanc et le jus de 1 citron
- 1 oignon et 1 carotte pelés et coupés en morceaux
- 1 décilitre de crème fraîche épaisse allégée
- 700 grammes de choux de Bruxelles
- 1 bouquet d'aromates : aneth, fenouil, laurier et persil
- quelques stigmates de safran, sel et poivre.

Recette

Dans une plaque allant au four couchez une large bande de papier aluminium. Versez une petite quantité de court-bouillon, une pincée d'aromates et ajoutez la carotte et l'oignon. Déposez la lotte, préalablement dépecée et lavée, au milieu du papier d'aluminium. Rabattez les côtés et versez du court-bouillon jusqu'à mi-hauteur de la lotte. Ajoutez 1 à 2 pincés d'aromates. Refermez complètement la papillote et réservez au frais. Au couteau, entaillez en forme de croix les choux de Bruxelles côté tête. Faites-les cuire à la vapeur entre 15 et 20 minutes. Ils doivent rester croquants à cœur : dès la fin de la cuisson, rafraîchissez-les à l'eau froide. Égouttez bien. Coupez-les en deux, assaisonnez de sel et poivre, et réservez-les au frais.

Équeutez les artichauts, rincez-les et ébouillantez-les dans l'eau salée pendant environ 10 minutes. Rafraîchissez-les et épluchez-les. Taillez les cœurs en petits dés, mélangez-les avec la crème fraîche, salez et poivrez, et mixez le tout. Ajoutez le safran. Mettez le tout dans une casserole, et laissez à température ambiante.

Enfournez la papillote de lotte à four chaud (170 °C) pendant 20-25 minutes. Dès que la lotte est cuite retirez-la de la papillote et filtrez le jus de cuisson. Sur feu vif, incorporez le jus de cuisson à la crème d'artichaut en remuant, portez à ébullition sans cesser de remuer. Dans une poêle, faites rissoler les choux de Bruxelles avec 1 cuillerée à soupe d'huile d'olive, vérifiez l'assaisonnement.

Disposez dans le fond du plat les choux de Bruxelles, posez dessus la lotte et nappez le tout avec la crème d'artichaut safranée.

POULET DE BRESSE AU FENOUIL ET À LA TOMATE

Ingrédients :

- 1 beau poulet de Bresse
- 3 bulbes de fenouil
- 4 belles tomates
- 3 oignons
- 3 gousses d'ail
- 1 décilitre de bouillon de poulet
- quelques feuilles de fenouil
- 4 branches de thym

– huile d'olive
– sel et poivre.

Recette

Coupez 1 oignon en fines rondelles. Mettez les branches de thym à l'intérieur du poulet, puis salez et poivrez. Dans une cocotte, chauffez 4 cuillerées à soupe d'huile d'olive, dorez le poulet de toutes parts. Au cours de cette cuisson ajoutez l'oignon émincé afin qu'il dore lui-aussi. Lorsque la peau du poulet a atteint une belle coloration, versez le bouillon de poulet, quelques feuilles de fenouil, quelques brins de thym, salez et poivrez. Cuisez à couvert pendant 1 h 30, sur feu moyen. Vérifiez régulièrement qu'il reste toujours du bouillon au fond de la cocotte, si ce n'est pas le cas, ajoutez de l'eau.

Pendant la cuisson du poulet, taillez le reste d'oignon en fines rondelles. Épluchez puis taillez les bulbes de fenouil en tranches pas trop épaisses. Pelez et coupez les tomates en quartiers, puis pelez les gousses d'ail.

Dans une cocotte, faites chauffer 3 cuillerées à soupe d'huile d'olive, pour y faites revenir pendant 10 minutes les oignons et le fenouil. Ajoutez ensuite les tomates, les gousses d'ail entières, salez et poivrez. Cuisez sur feu doux, à découvert, pendant 30 minutes.

GÂTEAU DE SEMOULE AUX FRAISES

Ingrédients :

– un litre de lait demi-écrémé
– 1 gousse de vanille
– 1 sachet de protéines Spoonlight arôme entremet fraise
– 80 grammes d'Aspartame

- 1 pincée de sel
- 70 grammes de semoule fine
- 1 zeste de 1 citron
- 1 jaune d'œuf
- 2 blancs d'œufs
- 500 grammes de fraises
- un bouquet de menthe.

Recette

Versez le lait, les graines de la gousse de vanille, l'Aspartame, le sel et le sachet de protéines dans une casserole, et portez à ébullition. Ajoutez la semoule, les zestes de citron, et laissez cuire doucement. Retirez du feu lorsque la semoule est cuite, incorporez dans un bol, à la fourchette, le jaune d'œuf avec un peu de semoule, puis reversez le mélange dans la semoule, mélangez afin de bien homogénéiser l'ensemble. Montez les blancs d'œufs en neige bien ferme et incorporez-les à la semoule.

Dans des ramequins bien froids, tapissez le fond et les parois de fraises coupées en deux. Disposez les fraises côté chair contre la paroi des ramequins. Conservez quelques fraises entières pour la décoration. Versez la semoule dans les ramequins et laissez refroidir au réfrigérateur.

Démoulez les petits gâteaux de semoule et décorez-les avec quelques fraises fraîches et quelques feuilles de menthe.

Les menus “ plateau télé ” : quand on n’a pas envie de cuisiner !

Deux menus avec détail des recettes pour deux personnes

PLATEAU 1 POUR UNE CHAÎNE

GASPACHO ET CROÛTONS FROTTÉS À L’AIL

Ingrédients :

- 1 litre 1/2 d’eau froide mélangée avec 2 sachets de protéines Spoonlight arôme soupe de poisson
- 300 grammes de grosses tomates
- 1 poivron rouge épépiné
- 1 poivron vert épépiné
- 5 grosses gousses d’ail
- 1 gros oignon
- 2 petites courgettes fermes
- 1 branche de thym
- 10 feuilles de basilic
- 1 piment rouge épépiné
- quelques gouttes de Tabasco
- 2 cuillerées à soupe d’huile d’olive
- 6 tranches de pain complet passées au toaster.

Recette

Après avoir grillé le pain, laissez-le refroidir puis frottez-le avec une gousse d’ail. Lavez les tomates à l’eau claire puis ôtez le cœur et coupez-les en quartiers, sans les éplucher. Lavez et détaillez les courgettes en morceaux. Épluchez l'oignon et l'ail, et coupez-les en morceaux. Coupez les poivrons en morceaux. Mettez tous les légumes dans un saladier, ajoutez le thym, le basilic, le piment et l'huile d'olive, mixez le tout. Vous obtenez ainsi un hachis. Versez le bouillon de soupe de poisson. Laissez au réfrigérateur pendant 1/2 heure. Filtrez.

Laissez le gaspacho au réfrigérateur pendant quelques heures. Veillez à le fermer hermétiquement de façon à conserver tous les arômes.

RÔTI DE VEAU ET POMMES DE TERRE AU FOUR

Ingrédients :

– 1 rôti de veau de 400 grammes sans barde
– 2 oignons
– 2 carottes
– 2 décilitre de jus de veau
– 1 bouquet de persil
– 2 gousses d'ail
– 1 botte de ciboulette
– 2 cuillerées à soupe de crème fraîche épaisse allégée
– gros sel et poivre du moulin.

Recette

Rincez les pommes de terre à l'eau claire. Égouttez-les, puis enveloppez-les, une par une, dans du papier d'aluminium, bien serré. Mettez au four à 200 °C pendant 40 minutes. Déballez-les, piquez pour vérifier la cuisson. Enfournez-les à nouveau, sans papier d'aluminium pendant 7 ou 8 minutes. Pour préparer la crème fraîche, destinée à la présentation, mettez dans un saladier, le persil et la ciboulette hachés, l'ail écrasé en purée, la crème fraîche, du gros sel et quelques tours de moulin à poivre. Mélangez le tout. Au moment de servir, coupez les pommes de terre en deux, puis ôtez la chair avec une cuillère et mélangez avec la crème fraîche.

Versez le jus de veau dans un plat allant au four. Coupez les oignons et les carottes en dés, mettez dans le jus de veau. Salez et poivrez le rôti. Enfournez pendant 40 minutes à four chaud (200 °C). Veillez à arroser régulièrement le rôti pendant la cuisson, toutes les 10 minutes environ, et retournez le rôti à mi-cuisson. Servez le rôti chaud ou froid accompagné de pommes de terre farcies à la crème.

COUPE DE FRAISES SIMPLEMENT CITRONNÉES

Ingrédients :

- 400 grammes de fraises
- 3 cuillerées à soupe d'Aspartame
- jus de 2 citrons
- quelques feuilles de menthe.

Recette

Rincez et équeutez les fraises, coupez-les en petits morceaux. Dans un saladier, versez les fraises, ajoutez le jus de citron, puis saupoudrez d'Aspartame. Déposez les quelques feuilles de menthe fraîchement ciselées sur les fraises, mélangez le tout délicatement. Couvrez le saladier d'un papier film. Laissez reposer 1 heure au réfrigérateur, afin que toutes les saveurs se mélangent. Servez dans des coupes préalablement refroidies.

Vous pouvez également glacer les coupes en faisant comme suit : versez le jus de 1 citron dans une coupelle et un petit peu d'Aspartame dans une autre. Saisissez la coupe à dessert par le pied, mouillez le bord des coupes à fruits dans le jus de citron, puis plongez-les dans le sucre en tournant.

Décorez avec quelques feuilles de menthe.

PLATEAU 2 POUR L'AUTRE

SALADE DE TOMATES ET DE CREVETTES

Ingrédients :

- 400 grammes de crevettes roses décortiquées
- 6 tomates de taille moyenne
- 2 pincées de paprika
- 3 cuillerées à soupe de crème fraîche épaisse allégée
- persil et ciboulette hachés
- sel et poivre.

Recette

Lavez les tomates, en veillant à bien conserver leur queue. Coupez-les en deux, dans le sens de la largeur, un petit peu en dessous de la queue du fruit. À l'aide d'une petite cuillère, évidez l'intérieur des tomates et du chapeau. Versez la chair des tomates dans un saladier. Salez l'intérieur des tomates, retournez-les, puis mettez-les à dégorger dans une assiette. Mélangez la chair des tomates à la crème fraîche, versez le persil et la ciboulette, et ajoutez le paprika. Mélangez le tout au fouet, salez et poivrez. Incorporez délicatement les crevettes au mélange. Remplissez les tomates avec les crevettes à la crème et recouvrez avec le chapeau.

Décorez de quelques brins de persil.

AILES ET PILONS DE POULET À LA MEXICAINE

Ingrédients :

- 8 ailes de poulet
- 4 demi-cuisses de poulet
- un mélange d'épices mexicaines

– 2 cuillerées à soupe d'huile d'olive
– 4 endives
– 2 pommes.

Recette

Faites-vous préparer, par votre boucher, les ailes et les pilons de poulet. Mettez-les dans un saladier, arrosez-les avec l'huile d'olive, puis saupoudrez d'épices. Mélangez délicatement, puis disposez-les dans un plat allant au four. Cuisez à mi-hauteur du four pendant une trentaine de minutes, à 150 °C. Remuez fréquemment au cours de la cuisson afin de bien dorer les morceaux de poulet de toutes parts.

Retirez le cœur des endives et fendez-les en deux. Mettez le côté chair sur la planche à découper et taillez-les en tranches fines. Pelez et coupez les pommes en dés. Dans un saladier, mélangez les endives aux pommes, salez et poivrez.

Confectionnez une vinaigrette légère pour la salade d'endive : mélangez à la fourchette, 2 cuillerées à soupe de moutarde, 1 cuillerée 1/2 de vinaigre d'alcool, 4 cuillerées à soupe d'eau, 1 cuillerée à soupe de crème liquide allégée et des épices mexicaines.

Servez les ailes de poulet accompagnées de la salade d'endive assaisonnée.

MANGUES AU FROMAGE BLANC

Ingrédients :

– 4 mangues
– 200 grammes de fromage blanc allégé
– 2 cuillerées à soupe d'Aspartame
– 1 morceau de de noix de coco fraîche.

Recette

Épluchez les mangues et récoltez le jus. Mélangez le jus

de mangue, le fromage blanc et l'Aspartame. Incorporez délicatement les dés de mangue au fromage blanc mélangé. Râpez la noix de coco et saupoudrez le fromage blanc.

Les menus “ vacances ” : une occasion de varier son alimentation

Trois menus complets et détails des recettes pour quatre personnes

EN BRETAGNE

CRÈME DE CŒURS D'ARTICHAUT SAFRANÉE

Ingrédients :

– 8 cœurs d'artichauts
– 800 grammes de crevettes roses
– 2 décilitres de crème fraîche liquide allégée
– quelques brins de safran
– sel et poivre.

Recette

Cuisez les fonds d'artichaut à la vapeur. Lorsqu'ils sont cuits, coupez-les en morceaux. Passez les fonds d'artichaut au mixer, filtrez-les et chauffez dans une casserole sur feu doux. Ajoutez la crème et le safran. Laissez chauffer en remuant. Vérifiez l'assaisonnement. Décortiquez les crevettes roses.

Répartissez les crevettes dans le fond des assiettes, versez la crème d'artichaut, et ajoutez quelques brins de safran pour décorer.

CRABES FARCIS

Ingrédients :

– 4 crabes tourteaux de 700 grammes à 800 grammes
– 4 tranches de pain complet sans croûte
– 8 cuillerées à soupe de lait écrémé

- 2 oignons
- 2 gousses d'ail
- 1 cuillerée à soupe de cognac
- 1 noisette de margarine allégée
- 1 botte de persil
- 2 décilitres de crème fraîche épaisse allégée
- sel de Guérande et poivre.

Recette

Faites cuire les crabes à l'eau bouillante salée de 15 à 18 minutes. Égouttez-les, laissez tiédir ct prélevez la chair et le corail, sans abîmer les carapaces. Malaxez la mie de pain avec le lait et la crème fraîche, assaisonnez et laissez reposer. Pelez et hachez l'ail et les oignons. Faites fondre la margarine dans une sauteuse et faites suer les oignons et l'ail. Faites-les colorer puis ajoutez la chair du crabe et le corail. Laissez cuire pendant quelques minutes en remuant. Flambez au cognac.

Ajoutez le mélange de crème, de pain et de lait. Remuez bien. Ajoutez le persil haché. Vérifiez l'assaisonnement. Lavez les carapaces de crabes puis farcissez-les. Ajoutez 1 cuillerée à café de chapelure et gratinez au four.

CRÊPES À LA FLEUR D'ORANGER

Ingrédients :

- 125 grammes de farine
- 2 oeufs
- 3 décilitres de lait demi-écrémé
- 50 grammes d'Aspartame
- 1 pincée de sel
- 2 cuillerées à soupe de beurre allégé fondu
- 1 cuillerée à soupe de margarine allégée fondue et un pinceau
- 1 cuillerée à soupe d'eau de fleur d'oranger.

Recette

Dans un saladier, tamisez la farine et disposez-la en fontaine.

Mélangez la farine et les œufs entiers à la fourchette, incorporez progressivement le lait, l'Aspartame et le sel. Ajoutez le beurre fondu. La pâte doit être assez fluide (ajoutez au besoin un peu de lait), parfumez-la à la fleur d'oranger et laissez reposer 1 heure, après avoir recouvert le saladier d'un papier film. Dans une poêle à crêpes bien chaude, badigeonnez au pinceau un peu de margarine avant d'étaler la pâte à crêpe. Confectionnez les crêpes de la manière habituelle. Servez-les aussitôt.

SUR LA CÔTE D'AZUR

SALADE NIÇOISE

Ingrédients :

- 2 pommes de terre
- 2 œufs
- 1 poignée de haricots verts
- 4 olives noires
- 4 filets d'anchois
- 3 tomates
- 2 oignons
- 1 piment doux
- quelques feuilles de laitue (pour la garniture)
- 2 cuillerées à soupe d'huile d'olive
- 1 cuillerée à soupe de vinaigre
- sel, poivre.

Recette

Cuisez à l'eau les pommes de terre et les haricots. Détaillez-les en dés. Coupez les oignons en fines lamelles. Hachez le piment et préparez les tomates que vous couperez en rondelles. Cuisez les œufs et lorsqu'ils seront refroidis, pilez-les avec les anchois. Mélangez le tout.

Dressez dans un plat garni des feuilles de laitue. Servez avec une vinaigrette parfumée à l'ail. On peut ajouter à la niçoise des poissons cuits au court-bouillon ou toute autre conserve de homard, langouste, crabe...

CARI D'ÉPINARDS AUX ROUGETS

Ingrédients :

- 2 rougets grondins
- 1 kilo d'épinards
- 1 petit piment vert
- 1 petit piment rouge
- 2 oignons
- 4 cuillerées à soupe d'huile d'olive
- 1 cuillerée à café de cumin
- 1 pincée de quatre-épices
- 1/4 de cuillerée à café de curcuma
- sel.

Recette

Coupez le piment vert en petites rondelles et émincez les épinards finement. Coupez les oignons en rondelles. Faites-les revenir dans 2 cuillerées à soupe d'huile d'olive à feu doux pendant 3 minutes, en les remuant doucement. Ajoutez les épinards (en deux fois). Laissez-les cuire 5 à 8 minutes en les retournant jusqu'à ce qu'ils soient tendres et que leur eau soit évaporée. Ajoutez le piment. Salez pendant la cuisson. Lorsque les épinards sont cuits, saupoudrez d'un peu de cumin et mélangez.

Écaillez et videz les rougets afin de les cuire entiers. Coupez le piment rouge en petites rondelles. Faites-le revenir avec le reste d'huile d'olive et avec les épices. Enduisez les rougets de sel et de curcuma. Ajoutez-les aux piments et aux épices et mélangez vivement pendant 3 minutes. Couvrez d'eau et laissez bouillir 15 à 20 minutes à découvert.

Servez accompagné des épinards.

COMPOTE AUX DEUX PRUNES

Ingrédients :

- 500 grammes de prunes rouges
- 500 grammes de prunes jaunes
- 150 grammes d'Aspartame
- 1 verre d'eau.

Recette

Choisissez 2 variétés de prunes de couleur et de saveur différentes : par exemple, mirabelles et prunes rouges acides. Lavez et dénoyautez les fruits. Faites-les cuire en compote séparément avec très peu d'eau, à casserole couverte pendant 5 à 8 minutes. Remuez bien. À la fin de la cuisson, sucrez de façon inégale (100 grammes pour la variété acide, 50 grammes pour la variété sucrée). Répartissez dans des coupes sans mélanger les 2 compotes, les saveurs se marient agréablement à la dégustation.

AU PAYS BASQUE

TARTINE ESPAGNOLE

Ingrédients :

- 2 litres de moules et palourdes
- 8 langoustines ou grosses crevettes
- 200 grammes de tomates
- 1 oignon
- 1/2 botte de persil
- 1 citron
- 1 petit verre de vin blanc
- 4 cuillerées à soupe d'huile d'olive
- 4 tranches de pain complet
- sel et poivre.

Recette

Dans l'huile d'olive, faites revenir l'oignon haché, puis ajoutez les fruits de mer et le vin. Laissez cuire à feu vif jusqu'à ce que le vin se soit complètement évaporé. Ajoutez ensuite les tomates hachées. Couvrez et laissez cuire 10 minutes. Salez légèrement, poivrez, arrosez de citron, mélangez et servez sur les tranches de pain grillées frottées à l'ail.

PIPERADE

Ingrédients :

- 1 kilo de tomates
- 2 douzaines de piments verts doux
- 1 oignon
- 4 œufs
- 1 sachet de protéines Spoonlight arôme omelette aux champignons

- 1 pointe d'ail
- 4 petites tranches de jambon de Bayonne un peu épaisses
- 2 cuillerées à soupe d'huile d'olive.

Recette

Faites blondir l'oignon haché, les piments fendus dans le sens de la longueur, sans les pépins, ajoutez l'ail écrasé, les tomates pelées et débarrassées de leur peau et des pépins puis hachez-les grossièrement. Salez, poivrez. Cuisez jusqu'à évaporation d'une grosse partie de l'eau. Grillez les tranches de jambon. Battez les œufs mélangés au sachet de protéines, incorporez-les hors du feu aux tomates puis réchauffez le tout progressivement afin d'éviter les grumeaux

Vérifiez l'assaisonnement, versez sur plat, déposez dessus le jambon, saupoudrez de persil haché.

MOUSSE AUX FRAMBOISES

Ingrédients :

- 500 grammes de framboises
- 5 blancs d'œufs
- 1 sachet de protéines Spoonlight arôme entremet à la framboise
- 3 cuillerées à soupe d'Aspartame
- quelques cuillerées de coulis de framboises surgelé sans sucre.

Recette

Écrasez les framboises avec une fourchette ou au mixer pour en faire une purée homogène, diluez le sachet de protéines. Sucrez. Montez les blancs des 5 œufs en neige très ferme. Incorporez-y la purée de framboises en mélangeant doucement. Répartissez dans des coupes individuelles et mettez au réfrigérateur (2 heures environ). Au moment de servir, vous pouvez verser 1 cuillerée à soupe de coulis de framboises sur chaque coupe et décorez-les de quelques feuilles de menthe poivrée.

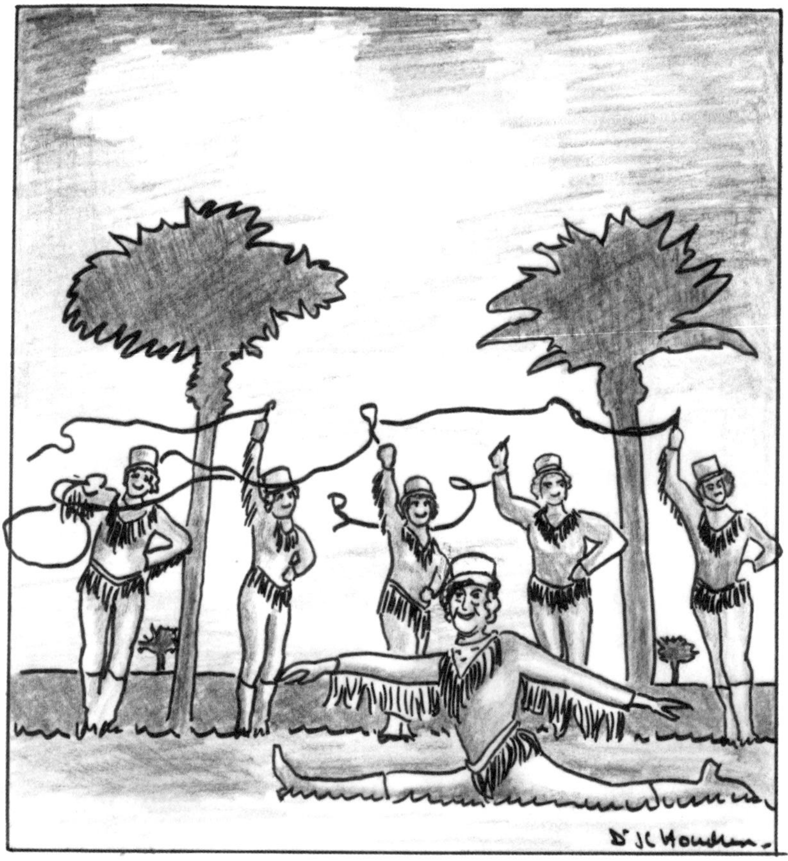

Chapitre X

RAJEUNIR EN MANGEANT

I.D.P. : Pensez-vous que le fait de maigrir quand on est trop gros peut amener à avoir l'air plus jeune ?

Dr J.-C. H. : Pour ce qui est d'avoir l'air plus jeune en maigrissant, ça ne fait aucun doute puisque plus on mincit et plus on se rapproche du volume que l'on avait à la fin de l'adolescence ou au début de l'âge adulte vers 20, 25 ans. Toutefois, ça ne va pas sans quelques problèmes d'aspect si la perte de poids est réellement importante.

La peau trop grande a tendance à plisser et à pendre plus ou moins tristement. Nous avons déjà évoqué précédemment les solutions à ce type de problème. Il serait en effet regrettable de s'être donner le mal de retrouver une silhouette de jeune premier pour la surmonter d'un visage de vieux " sharpeï " !

Il est bien évident que grâce à un entretien physique régulier, à un entretien cosmétique non moins constant et à une élégance naturelle bien exprimée, le nouveau mince paraîtra rafraîchi et rajeuni. Mais ce qui est le plus important c'est le rafraîchissement et le rajeunissement intérieurs.

Je ne veux pas insister à nouveau sur les bienfaits psychologiques de la perte de poids chez ceux qui la souhaitent vraiment. Pour eux, les kilos en moins conduisent à une véritable renaissance. La joie de vivre, le dynamisme, l'envie d'entreprendre sont de retour. Ces éléments positifs donnent une vitalité supplémentaire à leur nouvel aspect et on peut même dire qu'ils les rendent plus brillants, plus attractifs comme s'ils dégageaient un surcroît d'énergie.

Ce qui est plus important quc tout cela, c'est ce qui peut réellement rendre plus jeune et non simplement ce qui donne l'air plus jeune.

Il est impossible pour un organisme de rajeunir vraiment car le temps qui passe est bien passé et ce qui s'use est bien usé ! En revanche, il est possible de freiner l'usure de l'organisme et même, dans une certaine mesure, de faire marche arrière pour récupérer un peu de ce qui a été perdu. C'est en grande partie par l'alimentation que l'on peut réaliser cette amélioration. Tout le monde sait que l'on est ce que l'on mange et que c'est à travers l'alimentation que l'on se construit ou que l'on se détruit au jour le jour. L'avenir, et par conséquent le vieillissement, passe bien par la cuisine !

I.D.P. : Quels sont donc les aliments qui, selon vous, permettraient de se maintenir jeune le plus longtemps possible ?

Dr J.-C. H. : Se maintenir jeune le plus longtemps possible signifie garder ses artères et ses organes dans un état le plus préservé possible, le plus proche de leur état d'origine. Pour cela, il convient évidemment d'éviter tout ce qui provoque

“ encrassement ”, “ bouchage ” et usure prématurée.

Il faut d’abord diminuer les graisses saturées et en particulier toutes celles qui viennent des mammifères (bœuf, mouton, porc,...), ainsi éviter au maximum les charcuteries et viandes, sauf les volailles et le veau.

De même, il convient d’éviter les fritures, les crèmes glacées, les pâtisseries au beurre et à la crème, et tous les produits laitiers entiers. En revanche, l’usage des produits laitiers écrémés ou demi-écrémés est chaudement recommandé.

Toutes les huiles, qu’elles soient de graines ou de poissons, sont intéressantes pour la santé lorsqu’elles sont riches en acides gras polyinsaturés. Malheureusement, la chaleur et la cuisson les transforment en acides gras saturés, facteurs d’obturation des artères et d’altération du système cardiovasculaire. Les acides gras non saturés sont les bonnes graisses qui protègent les artères et qui font baisser le mauvais cholestérol (LDL cholestérol). Ce sont les célèbres oméga 6 et oméga 3.

Les oméga 6 sont surtout présents dans les huiles végétales obtenues par la première pression à froid de l’arachide, du tournesol, du sésame, du carthame, et bien entendu des olives.

Les oméga 3 sont présents, associés aux oméga 6, dans quelques huiles végétales comme le perilla (16), le lin, le soja, mais c’est surtout dans les huiles de poissons comme le saumon (17), le maquereau, la sardine, qu’ils sont abondants.

Le principal oméga 6 est l’acide linoléique et le principal oméga 3 est l’acide alpha-linolénique.

Ces deux acides gras doivent obligatoirement être apportés chaque jour en petite quantité dans l’alimentation car l’organisme ne peut pas les fabriquer lui-même.

16 et 17. Voir en annexe (Les produits de la cure Spoonlight), page 269.

En conclusion on peut dire qu'en plus des capsules d'huile de poissons, dans le cadre de la prévention du vieillissement, c'est la consommation à froid d'huiles végétales obtenues par pression à froid, qui est le plus bénéfique. On peut ajouter que dans le cadre de la prévention du grossissement, il faut limiter cette consommation à pas moins de 3 et pas plus de 4 cuillerées à soupe par jour.

I.D.P. : En dehors du choix des graisses, celui des sucres a-t-il une incidence sur le fait de maintenir son organisme jeune ?

Dr J.-C. H. : Il est évident que la consommation des sucres a une incidence sur le comportement de l'organisme en général.

Je vous rappelle qu'il existe deux types de sucre : les sucres simples ou sucres directs qui passent directement dans le sang et les sucres complexes ou indirects.

Pour différentes raisons qui vont de la préservation ou de la reconquête de la minceur à l'action oxydante (donc vieillissante) des sucres simples, je préconise leur diminution dans l'alimentation. En revanche, je préconise l'augmentation raisonnable de la consommation des sucres complexes et surtout leur association à des fibres végétales.

J'ai déjà expliqué précédemment que les sucres simples et tout ce qui a en général le goût du sucre (et du chocolat !) comme les bonbons, les gâteaux, les glaces... doit être impitoyablement éradiqué pendant la période d'amaigrissement et réintroduit d'une façon très mesurée ensuite.

L'augmentation de sucres indirects ou complexes doit être prudente pendant la période d'amaigrissement et je conseille qu'elle se cantonne aux pommes de terre cuites à la vapeur ou au four associées, à tous les légumes racineux comme les carottes, les betteraves, les rutabagas, etc. De toute façon la consommation de glucides complexes doit être proportionnée à l'activité physique car elle est destinée à apporter l'énergie nécessaire pour bouger et non pour stocker.

I.D.P. : Vous m'avez dit précédemment que 2 verres de vin rouge étaient tolérables dans votre méthode de perte de poids ; peut-on déborder sans accélérer le vieillissement ?

Dr J.-C. H. : Il est évident qu'une fois de temps en temps vous pouvez faire quelques entorses au principe de base sans pour autant accélérer le processus de vieillissement. Toutefois, je reste ferme sur mes positions : environ 2 verres de vin rouge par jour et uniquement du vin rouge !

Les vins blancs, champagne compris, apportent plus de calories et moins de flavonoïdes, d'anthocyanes et de tanins qui sont les principes bénéfiques du vin. Je ne sais pas si, comme on l'a écrit, le vin rouge préserve de la maladie d'Alzheimer mais je suis sûr qu'il favorise la préservation du bon état vasculaire en général et cérébral en particulier. La consommation de bière, d'apéritifs et d'eaux-de-vie en tout genre est parfaitement tolérable 2 ou 3 fois par an mais guère plus !

I.D.P. : Pensez-vous que les produits biologiques aident à l'éternelle jeunesse ?

Dr J.-C. H. : Si, comme je l'ai déjà précisé, les produits biologiques ne sont pas plus adaptés que d'autres pour perdre du poids, je peux dire en revanche qu'ils sont sûrement préférables pour se ménager un avenir de jeunesse prolongée.

Voici quelques petits conseils complémentaires :

- utilisez largement les herbes aromatiques (“ bio ” elles aussi) ;
- n'utilisez le four à micro-ondes qu'à bon escient ;
- préférez le barbecue vertical au barbecue horizontal ;
- cuisinez autant que possible à basse température ou à la vapeur pour préserver les vitamines et éviter la formation de produits mutagènes lors de la cuisson des viandes ;
- évitez les produits au goût de fumé car il est souvent obtenu par l'adjonction d'un arôme ;
- utilisez des huiles vierges et des margarines non hydrogénées et dans tous les cas, ne les cuisez pas.

I.D.P. : En vieillissant, doit-on augmenter ou diminuer la consommation de protéines et de produits laitiers ?

Dr J.-C. H. : Pour rester au top de la forme sans prendre de poids en vieillissant, je conseille de consommer le plus souvent possible les protéines de la mer. Poissons gras, crustacées, fruits de mer et mollusques de mer, il n'y a pas mieux, même sans modération. Évidemment sans mayonnaise ! De même, je préconise la consommation de pommes de terre et en quantité raisonnable de céréales complètes.

En ce qui concerne les laitages, je pense que, pour les personnes qui les supportent, il est souhaitable de consommer tous les jours 1/4 de litre de lait écrémé ou demi-écrémé ou son équivalent en yaourt ou fromage blanc à 0 % ou 20%, à l'exclusion des fromages faits.

La consommation régulière de produits laitiers fermentés

au bifidus, au lactobacillus... dont on fait grand cas à la télévision n'est peut-être pas sans intérêt !

Pour compléter mon point de vue sur l'usage des laitages, je dois dire que le calcium qu'ils apportent peut être complété par des apports réguliers de magnésium, de potassium et en général de tous les sels minéraux nécessaires.

Le plus souvent, l'alimentation suffit, grâce aux fruits et aux légumes, à réaliser cet apport mais les compléments nutritionnels peuvent aussi s'en charger.

Certaines théories américaines dont celle soutenue par le Dr Roy Walford prônent la restriction calorique systématique pour prolonger la vie. D'après cet auteur, un sujet pratiquant une restriction calorique l'amenant à 25 % en dessous de son poids idéal, dès l'âge de 20 ans peut espérer parvenir sans encombre à 120 ans. C'est peut être vrai ! Pour ma part, j'ai constaté qu'on voit plus de petites vieilles toute sèches que de grosses vieilles dames.

I.D.P. : Tout le monde parle des anti-oxydants pour rester jeune, pensez-vous que leur action est à la hauteur de leur réputation, même dans une cure d'amaigrissement ?

Dr J.-C. H. : Oui ! Je pense que la découverte de l'action préventive des anti-oxydants contre les phénomènes du vieillissement est une nouveauté très intéressante. En effet, la réflexion qui s'est développée autour des anti-oxydants ne s'effectue plus dans une optique traditionnelle de prévention mais dans une perspective de quasi-négation du vieillissement.

Je suppose que si l'évolution des techniques anti-âge continue, les gens passeront directement de l'état d'actif (ou plutôt de retraité au long cours) à l'état de mort sans passer par la case vieillard.

Au début des années 1990, on a mis pour la première fois en évidence l'action préventive des anti-oxydants dans les maladies de civilisation et dans l'apparition des signes du vieillissement.

Les nutriments absorbés par l'alimentation sont brûlés dans les cellules. La réaction de combustion est incomplète dans 2% des cas, ce qui entraîne la formation de radicaux oxygénés électroniquement insaturés. Ces radicaux sont appelés radicaux libres. Ils n'ont, si je peux dire, qu'une seule idée, c'est d'aller se combiner à d'autres substances de l'organisme, en particulier les protéines, l'ADN (qui est un constituant des noyaux des cellules) et les lipides. De ces combinaisons néfastes accélérées ou provoquées par des agents agressifs comme le tabac, la pollution, le soleil... résultent des effets délétères. Ces effets vont du désagréable comme les signes du vieillissement : amenuisement de la peau, perte de son élasticité et appauvrissement en collagène au plus grave comme des risques de cancérisation avec désorganisation cellulaire.

En particulier, l'action des radicaux libres sur le cholestérol sanguin provoque une augmentation du mauvais cholestérol (LDL) qui se dépose dans les artères et prépare, à long terme, l'hypertension artérielle, l'infarctus du myocarde, les accidents vasculaire cérébraux et bien d'autres choses fort tristes.

De même, sous l'effet des radicaux libres, l'ADN chromosomique des noyaux cellulaires peut se modifier, muter. Dans certains cas, ces modifications entraînent une multiplication de cellules monstrueuses car immortelles qui prolifèrent en envahissant l'organisme. C'est ce qu'on nomme le cancer.

Heureusement, notre organisme possède un système autonome de protection contre les radicaux libres par des enzymes comme la super oxyde dismutase (SOD).

Il est aujourd'hui scientifiquement prouvé que les anti-oxydants favorisent la prévention des troubles et des maladies chroniques liés au vieillissement. L'alimentation peut apporter malheureusement des facteurs favorisants l'action des radicaux libres (substances chimiques, produits de combustion, produit de l'action directe du feu sur les aliments...) mais heureusement elle peut aussi apporter des anti-oxydants bénéfiques.

Les meilleurs anti-oxydants sont contenus dans des fruits et des légumes tous simples.

- Les caroténoïdes sont très répandus dans la nature. Ils colorent les fruits et les légumes en rouge et en orange. Leur action anti-oxydante est bien connue et dans leur famille on distingue les stars comme le bêtacarotène des carottes et le lycopène des tomates.
- Le coenzyme Q1O (18) est la vedette de la prévention des maladies cardio-vasculaires et peut-être de l'Alzheimer. On le trouve dans les graines, les algues et les épinards.
- Les flavonoïdes et les polyphénols se trouvent bien évidemment dans le vin rouge, mais c'est surtout dans les fruits et les légumes qu'on en recherchera la source journalière. Le fournisseur principal en flavonoïdes est le thé, principalement le thé vert (18), qui doit être consommé sans lait pour garder ses vertus anti-oxydantes.
- La papaye et la papaye fermentée (18) sont les nouveaux anti-oxydants les plus extraordinairement efficaces d'après les multiples publications internationales dont celles du professeur Luc Montagnier codécouvreur du virus du Sida. Pour ces auteurs, son pouvoir anti-radicalaire est vingt fois supérieur à celui de la vitamine E car la substance active (la papaïne), qui est une protéase,

18. Voir en annexe "Les produits de la méthode Spoonlight", page 269.

a la faculté de découper les protéines en " complexes immuns " constitués du conglomérat antigêne/anticorps. Cette action favorise le renouvellement permanent de l'activité immunitaire qui protège l'organisme contre les infections et les radicaux libres. Pour finir, la papaïne stimule la production de SOD (voir page précédente). Personne ne s'étant jamais plaint de la moindre toxicité de la papaye, on peut certainement s'y adonner très régulièrement et pendant longtemps.

- Le glutathion (18) est indispensable à notre survie car c'est le chef d'orchestre des anti-oxydants de l'organisme. Non seulement il agit directement, et en particulier, contre le radical hydroxyl (une des causes des cancers), mais il régénère, recycle et réactive les autres anti-oxydants comme les vitamines E et C.

Une variété nommée glutathion peroxydase ou GPX est spécialisée dans l'action contre les graisses oxydées.
Le glutathion n'est contenu dans aucun fruit ou légume, mais il est fabriqué par notre foie à partir des vitamines et des aliments soufrés que nous apporte l'alimentation (comme le chou, par exemple). La prise régulière de vitamine C est particulièrement bénéfique pour sa fabrication.

I.D.P. : Vous venez d'évoquer les vitamines ; ont-elles une réelle action anti-oxydante ?

Dr J.-C. H. : Oui, les vitamines ont une réelle action anti-oxydante, en particulier les vitamines C et E.

- La vitamine C (18), se trouve dans les fruits et les légumes et principalement dans l'*Acerola* (cerise des Indes occidentales) qui en contient 20 fois plus que l'orange ou le citron. Le corps humain ne sait pas fabriquer

18. Voir en annexe "Les produits de la méthode Spoonlight", page 269.

la vitamine C et c'est bien dommage car elle est indispensable à la fabrication des anticorps et elle est un des meilleurs anti-oxydants. Depuis 1930, on sait que la vitamine C empêche l'action destructive de l'oxygène sur les cellules vivantes. Ses vertus anti-âge sont même utilisées dans la formulation de cosmétiques destinés à stimuler la régénération du collagène. Pour conclure sur cette vitamine, paradoxalement trop et mal connue, je ne saurais trop vous conseiller de complémenter votre alimentation par la prise d'au moins 500 milligrammes de vitamine C par jour, voire plus si vous fumez. De toute façon, s'il y en a trop, le reliquat sera éliminé par les urines.

- La vitamine E (18) est pour certains le principal anti-oxydant liposoluble car on la trouve dans tous les tissus du corps où il y a un peu de graisse. Elle est le seul anti-oxydant capable de réduire le plus agressif des radicaux libres : le peroxynitrile.
- Le tocophérol (vitamine E) est indispensable à la vie, il est fourni à l'organisme par l'alimentation et principalement par les huiles végétales et de poissons. Les meilleurs fournisseurs sont l'huile de germe de blé, de tournesol et de foie de morue !

Une complémentation systématique en vitamine E associée à la vitamine C est certainement de bon augure pour une longue vieillesse !

I.D.P. : Puis-je me contenter de prendre uniquement des vitamines ou dois-je y adjoindre des sels minéraux ou autre chose ?

Dr J.-C. H. : Vous pouvez certainement en plus des fruits,

18. Voir en annexe "Les produits de la méthode Spoonlight", page 269.

des légumes et des vitamines dont nous venons de parler prendre d'autres substances pour vous aider à rester jeune, mince et belle !

D'abord, je vous conseille de prendre des minéraux comme le célèbre magnésium, le recommandable sélénium et l'honorable zinc car tous les trois agissent comme anti-oxydants, un peu directement, beaucoup indirectement, en favorisant l'action des autres anti-oxydants.

Enfin, et pour être complet, il existe d'autres substances anti-oxydantes dont la consommation peut être souhaitable sous forme de compléments nutritionnels.

• L'acide alphalipoïque qui est synthétisé dans l'organisme, favorise l'action des autres anti-oxydants et agit directement contre l'excès de sucre dans le sang.

• La carnosine, véritable anti-âge expérimental des mammifères de laboratoire (ceux qui en prennent, vivent 20 % de plus que les autres) est particulièrement efficace dans la protection de l'œil.

• Le curcuma est une épice indienne très anti-oxydante et aussi anti-inflammatoire. Elle est donc particulièrement indiquée aux rhumatisants.

• Pour finir, la taurine présenterait un intérêt particulier pour stimuler la régénération du cœur, du cerveau et de la rétine.

J'espère que ce long exposé un peu théorique n'a pas été trop fastidieux mais je crois qu'il était absolument nécessaire de faire le point sur ce sujet.

Claude Bernard disait à peu près ceci : “ Ajouter des années à la vie c'est bien, ajouter de la vie aux années c'est mieux ! ” Comme lui, je pense que vivre longtemps, en bon état, c'est déjà beaucoup, mais si l'on y rajoute de l'activité et du tonus c'est mieux !

On ne peut pas évidemment prendre tous les jours, tous les anti-oxydants, tous les compléments nutritionnels, toutes les vitamines et tous les minéraux que je viens de présenter. C'est pourquoi j'ai un conseil à vous donner : prenez chaque jour, ou au moins le plus souvent possible, et en tous cas le plus longtemps possible, l'anti-oxydant le plus complet possible !

Je pense que ce complément nutritionnel doit contenir en même temps de la papaye, du coenzyme Q10, de l'extrait de thé vert, des vitamines E et C, du glutathion et du lyopène (18). Ce produit comme tous les anti-oxydants peut être pris en continu ou par intermittence, en augmentant ou en diminuant les doses, sans danger. Cela en fonction de la fatigue ou de l'état de santé si l'on souhaite une augmentation des capacités de défense ou de résistance de l'organisme. Ce qui peut être le cas en période hivernale ou lors d'une convalescence, ou en période de surmenage, et bien sûr en accompagnement de la cure Spoonlight.

18. Voir en annexe (Les produits de la cure Spoonlight), page 269.

CONCLUSION

“ Vous aimez ce qui est bon ?
C’est très mauvais ! ”

Jules Romain

I.D.P. : Finalement, selon vous, que doit-on retenir d’essentiel sur le problème de l’obésité et du surpoids ?

Dr J.-C. H. : Selon un article de *Paris-Match*, intitulé “ Suicide aux calories ”, 400 000 Américains sont menacés de mourir d’obésité ou de ses complications dans un délai très bref et un Français sur dix en prend le chemin ! L’O.M.S. considère l’obésité comme une véritable maladie et l’a qualifiée d’“ épidémie du siècle ”. Ce nouveau statut du surpoids nous confirme donc officiellement à quel point l’alimentation est un élément essentiel de la bonne santé et de la survie.

Plus particulièrement en France et selon des chiffres avancés par les laboratoires Pharma-Roche, il y aurait 5,3 millions de personnes adultes obèses et 14,4 millions d’individus en surpoids. Cela est pourtant paradoxal puisque, parallèlement, la longévité ne cesse d’augmenter. Or longévité et obésité ne font pas bon ménage, car les complications du surpoids – hypercholestérolémie, hypertension, diabète...– sont des facteurs morbides ! L'ampleur de ces chiffres montre que cet avertissement est bien plus qu'une sonnette d'alarme : c'est une véritable sirène qui ameute les populations à l'annonce d'une catastrophe imminente.

Mais, comment enrayer ce fléau ?

Ce n'est que par une prise de conscience réelle des dangers de la consommation " plaisir " débridée que l'on pourra contrer l'invasion des obèses. Il convient d'insister particulièrement sur le rôle essentiel de l'éducation familiale dans l'apprentissage de l'alimentation, dès l'enfance, pour éviter la survenue d'un surpoids, car tout se joue dans les premières années de la vie ! C'est, en effet, à ce moment-là que l'on contracte des habitudes alimentaires qui conditionneront les goûts de l'âge adulte, en particulier le goût du sucré et l'habitude de l'alimentation grasse et des fritures. La maman joue donc un rôle primordial dans le conditionnement des goûts du futur adulte ! Combien de jeunes mariés font haïr leur mère par leur jeune épouse, à force de leur parler de la " cuisine de maman " qui est tellement meilleure !

La mère de famille doit être vigilante pour que l'alimentation de ses enfants soit la plus équilibrée possible. Dès son jeune âge, l'enfant doit, autant que possible, prendre le goût des légumes, du poisson et des fruits. Et surtout, le goût du chocolat ne doit pas systématiquement être lié à la notion de récompense ou de consolation, sinon gare à l'avenir !

C'est dès lors de la responsabilité des mères d'éviter de donner trop fréquemment aux enfants des aliments gras ou fortement sucrés.

Les bouillies doivent être choisies avec discernement, sans trop de farine car il faut éviter que l'enfant ne devienne soufflé, comme c'était la mode il y a 40 ans.

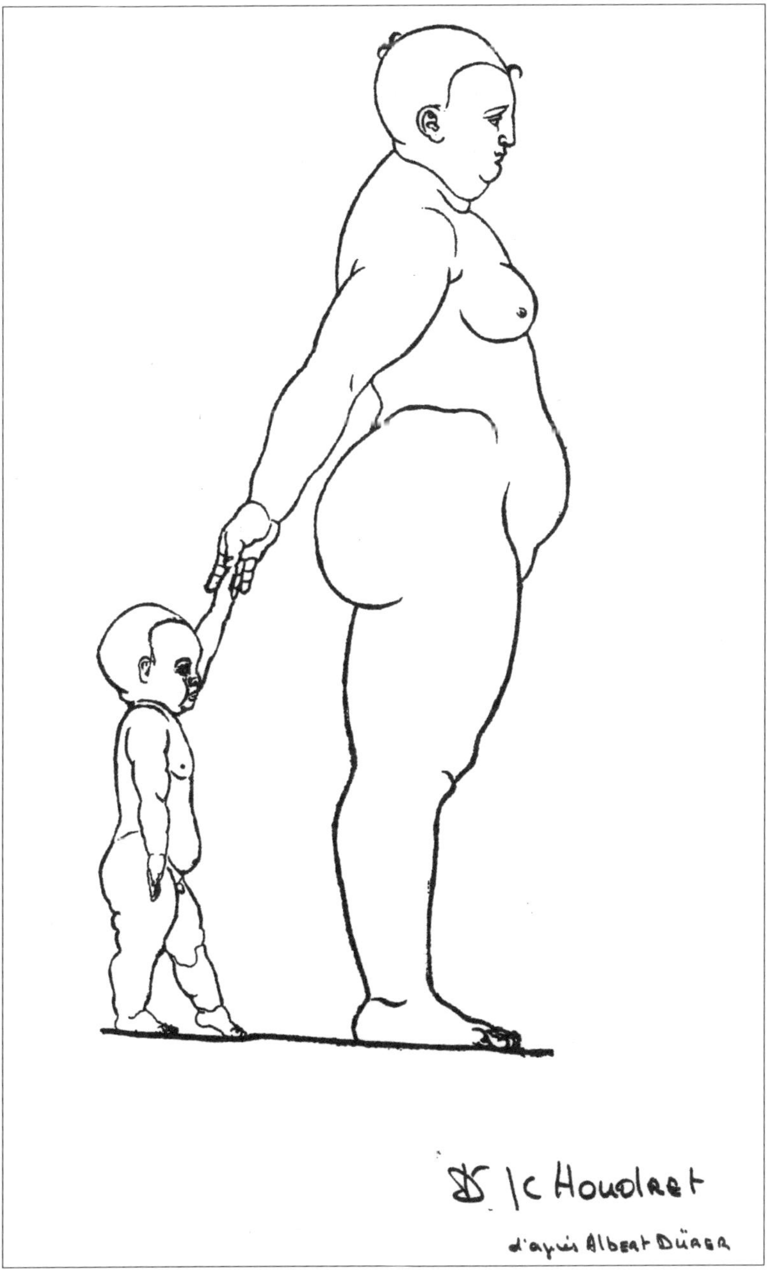
JC Houdret
d'après Albert Dürer

Le plus tôt possible, il faut introduire dans l'alimentation du bébé des légumes, des fruits, des compotes en évitant surtout d'utiliser des produits tous faits comme les " petits pots " qui sont souvent enrichis en sucre ou en fécule de pomme de terre.

D'ailleurs, les aliments industriels sont étudiés pour plaire au plus grand nombre : c'est pourquoi, leur goût est le plus souvent très édulcoré. Il est sûrement préférable de donner à l'enfant de vrais aliments aux goûts plus marqués et faits à la maison.

Bien sûr, cela relève d'un problème de société car il est tout à fait compréhensible qu'une maman qui travaille n'ait ni vraiment le temps ni l'envie de se lancer dans des compositions compliquées, de passer les aliments au mixer... Il est tellement plus simple de prendre un petit pot, de l'ouvrir et de le donner !

C'est donc essentiel pour l'avenir des futurs adultes de les initier à tous les goûts et à toutes les consistances : liquides, épaisses, grumeleuses... Le " j'aime pas ça ! " doit toujours être contré. Doucement bien sûr, mais l'enfant doit savoir que tout n'a pas le même goût ni la même consistance !

À un âge plus avancé, vers 6 ou 7 ans, on peut, et on doit, prendre le temps d'expliquer pourquoi il est préférable de manger tel ou tel aliment. Et dire, par exemple : " Les fruits donnent des vitamines ", " Le poisson contient du phosphore qui rend intelligent ", " Les carottes rendent aimable et donnent des cuisses roses "...

Pour illustrer la puissance de l'idée sur les habitudes alimentaires, je voudrais mentionner l'histoire des fameux épinards qui rendent fort. Cette réputation s'est fondée sur l'erreur d'une dactylo américaine qui, il y a environ 70 ans, s'est trompée en recopiant le chiffre d'une étude. Au lieu de noter 5, la jeune femme ajouta un 0, soit 50 milligrammes au lieu de 5 milligrammes de fer ! La réputation des épinards était faite et des générations de bambins en ont mangé bon gré, mal gré, en espérant ressembler à Popeye !

L'explication donnée aux enfants est très importante, même quand elle est simple ou amusante ! Lorsqu'il mange sa soupe, il faut qu'il soit persuadé qu'il deviendra grand comme papa. Cette idée de grandir va le stimuler pour manger cette mixture, dont il n'a pas forcément envie.

Il est important aussi que la maman insiste pour que l'enfant ne mange pas une seule catégorie de protides. On voit trop d'enfants qui ne savent pas avaler autre chose que du steak haché ! Il faut absolument les habituer à manger du poisson, qui peut-être autre chose " qu'un truc carré avec des yeux dans les coins " comme disait Coluche !

Il faut également leur expliquer que les légumes viennent de la terre et qu'ils se récoltent dans les champs ou que le lait vient du pis de la vache et non de l'arrière-boutique du supermarché dans un emballage en plastique !

On vit dans un monde de plus en plus virtuel : on mange des trucs sans savoir ce que c'est, on regarde la télévision et on a l'impression d'être ailleurs, alors qu'on est dans son lit !

Il y a donc une perturbation de toutes les perceptions, alimentaires ou non, et il appartient aux parents d'être très présents et directifs pour rétablir au moins une idée de réalité !

Il faut essayer en outre de maintenir une cohésion alimentaire au sein de la famille en évitant les repas anarchiques. Le goûter vers 17 heures doit certainement être maintenu. Mais pas avec n'importe quoi ! Donnez du pain, des fruits, un peu de beurre ou de confiture, mais pas des biscuits fourrés à la pâte chocolatée industrielle. Un goûter réfléchi et organisé par la maman sera toujours mieux que l'arrêt à la boulangerie pour acheter des bonbons gélatineux, pleins de sucre et en forme d'œil de monstres !

J'ai, bien sûr, conscience que tout cela est très difficile puisque le choix de la société est : " On n'épluche plus les carottes ! " Il faut dès lors faire avec, mais du mieux possible.

L'alimentation fait également partie des repères de la vie par son rythme et par sa variété. Dans le monde d'aujourd'hui, il est fréquent que les enfants soient confrontés à des situations de perte des repères familiaux (divorce) ou même géographiques (déménagement) : ils se réfugient alors dans la consommation excessive de gras et de sucre pour trouver la consolation et calmer leurs inquiétudes.

À ces problèmes, vient s'ajouter le fait que les médias diffusent des spots publicitaires expliquant, par exemple, qu'il est plus sympa de déjeuner dans les fast-foods qu'avec ses parents, car à la maison, ces derniers en profitent pour vous demander vos bulletins de notes devant un plat de carottes !

Le plus souvent, l'adolescent et l'adulte vont continuer à manger ce à quoi leur maman les a habitués. Heureusement, même si à cette époque de la vie, l'alimentation n'est pas parfaite, la jeunesse permet un genre de compensation et les aberrations alimentaires restent sans conséquences immédiates. Le jeune est, en général, sportif et bouge sans cesse : il parvient donc à rééquilibrer sa balance énergétique et à ne pas prendre trop de poids.

L'âge avançant, arrive l'époque du mariage ou de la " mise en ménage ". Pour le jeune homme, cette entrée dans la vie de couple est le départ de la prise de poids. Pris par ses nouvelles occupations (travail, pose du papier peint...), il fait moins de sport, bouge moins qu'auparavant, mange autant (si ce n'est plus) en essayant de faire honneur aux nouveaux petits plats de sa compagne : il va prendre inévitablement quelques kilos.

La jeune femme résiste généralement mieux aux délices de la vie de couple et les premiers kilos superflus surviennent avec la première grossesse. Ceux qui ont de la chance, ne sont pas trop gourmands ou trop stressés et / ou bénéficient d'un équilibre psychologique solide qui les met à l'abri des angoisses et des aléas de la vie, vivront normalement sans risquer de devenir obèses ! Ceux-là vont prendre 1 ou 2 kilos tous les 10 ans : une femme qui pesait 50 kilos à 20 ans, pèsera environ 58-60 kilos à 60 ans. Cela fait partie de l'évolution normale de la vie et va avec les rides, les seins qui tombent...

Pour l'homme adulte, le processus est le même : mais ce sont plutôt les cheveux qui tombent avec l'âge et non les seins ! Pour ceux qui ne sont pas chanceux, il n'y a que deux solutions : soit ils deviennent gros et s'en accommodent, car leur surpoids n'est pas tel qu'il nécessite une prise en charge médicale, soit ils ne s'en accommodent pas ! Dans ce dernier groupe, on peut distinguer ceux qui sont gênés psychologiquement parce qu'ils ne se reconnaissent pas dans le reflet du miroir, et ceux qui sont agressés par les réflexions de leur entourage et la pression des médias qui semblent leur dire : " Alors, mon gros, qu'est-ce que tu fais ? "

Mais quel que soit le ressenti des sujets, la suite est toujours la même : pour chercher la solution à leurs problèmes, ils se retrouvent un jour devant le médecin qui leur confirme la nécessité de maigrir et même qui leur en intime l'ordre ! Malheureusement, ce " vous devez maigrir ! " est rarement assorti de la façon dont ils doivent réellement s'y prendre pour obtenir un résultat efficace et durable. Cette injonction de perdre du poids est d'ailleurs souvent perçue comme une punition, voire une agression.

Il est donc nécessaire qu'un climat de confiance s'établisse entre celui qui aide à maigrir et celui qui maigrit. Ce climat ne peut s'établir que dans le cadre d'un rapport chaleureux et détendu, où chacun a tout son temps, et où le conseilleur est à même de répondre à toutes les questions précises et techniques sur les modes de cuisson et le choix des aliments.

Le conseilleur doit pouvoir indiquer très précisément les bons poissons, les bons légumes, les bonnes recettes… presque comme un vrai cuisinier. C'est malheureusement très rarement le cas !

Cela étant, et quel que soit le motif qui a incité la personne à perdre du poids, je pense que ma méthode est convenable, puisqu'elle repose sur le recentrement alimentaire qui est DÉFINITIF et sur l'usage, pendant un certain temps (1 an ou 2), de compléments nutritionnels. Je rappelle que si une personne a grossi, c'est parce qu'elle a une alimentation qui ne lui convient pas. Elle maigrira si, grâce au recentrement alimentaire, elle rétablit son équilibre métabolique. Mais si ce recentrement n'est pas définitif, le poids reviendra toujours.

Le recentrement alimentaire est une façon de manger qui est bonne pour tous. J'ai d'ailleurs pu constater, dans ma vie, que la plupart des personnes qui sont spontanément minces et qui le restent jusqu'à un âge avancé, mangent par goût, naturellement, ce que j'indique dans ma méthode. Elles n'aiment pas trop les choses sucrées ni le chocolat, elles boivent un peu de vin mais pas d'alcool et elles ne raffolent pas de viande. En revanche, elles apprécient le poisson, les légumes, parfois les pâtes et les fruits. La minceur ne leur demande aucun effort particulier : pour elles c'est naturel. Inutile d'y penser ou de se forcer.

Par la méthode Spoonlight, j'espère pouvoir parvenir au même résultat en copiant l'alimentation des naturellement minces pour en faire bénéficier ceux qui en ont assez d'être naturellement gros.

Voilà 40 ans que j'exerce la médecine, et 30 ans que je m'occupe de diététique : il me semble ainsi avoir un recul et une expérience qui me permettent de dire que les propos tenus dans cet ouvrage sont certainement le “ Meilleur des régimes ”, comme l'a baptisé mon éditeur !

Jésus-Christ

est le Sauveur de tout le genre humain

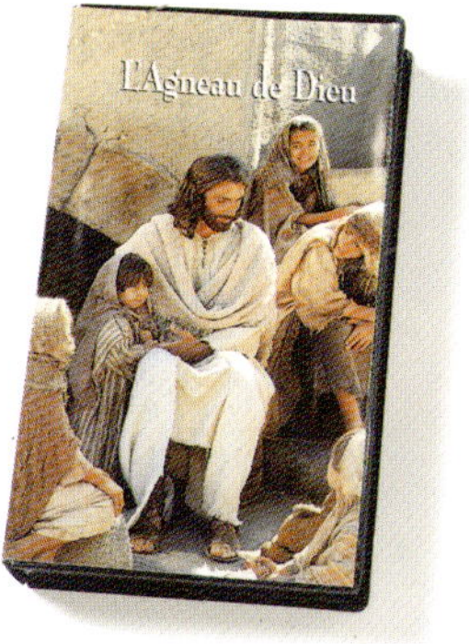

Veuillez trouver ci-joint une cassette gratuite de ce beau film vidéo sur la dernière semaine du Sauveur dans la condition mortelle.

06·88·06·57·02

ÉGLISE DE
JÉSUS-CHRIST
DES SAINTS
DES DERNIERS JOURS

French 36094 140

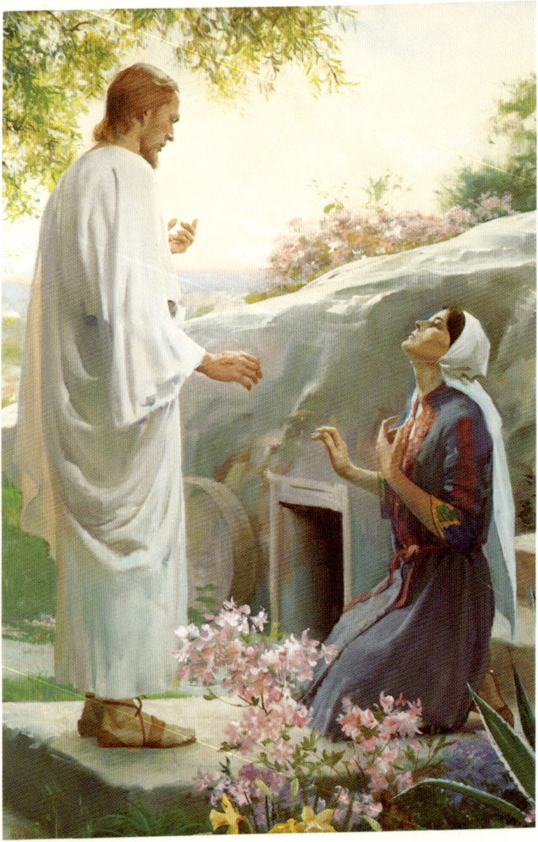

ANNEXES

Tous ces produits de la **Cure Spoonlight**
sont distribués par les **laboratoires Sunrex,**
12, rue de Presbourg, 75016 Paris
Tél. : 01 56 28 14 32 – Fax : 01 47 27 31 08
Site internet : http//www.sunrexparis.com
E-mail : info@sunrexparis.com

Vous pouvez également les trouver au **Spoonlight Institut**
à la même adresse et dans certaines pharmacies,
parapharmacies, magasins diététiques et instituts.

1. Coupe faim végétal : SPOON-CUT

Présentation : pot de 60 gélules.

Conseil d'utilisation : 2 gélules midi et soir environ 1/2 heure avant les repas.

2. Régulateur des graisses et sucres : NOFAT

Présentation : pot de 190 gélules dosées à 250 milligrammes.

Conseil d'utilisation : 3 gélules matin, midi et soir en mangeant.

3. Polyvitamines : VITASPOON

Présentation : pot de 60 gélules.

Conseil d'utilisation : 2 gélules le matin au petit déjeuner.

4. Antistress / antifatigue : MILTONIC

Présentation : pot de 90 gélules dosées à 300 milligrammes

Conseil d'utilisation : 1 gélule matin, midi et soir.

5. Accélérateur : OLIGO-SPOON

Présentation : pot de 90 gélules dosées à 300 milligrammes

Conseil d'utilisation : 1 gélule matin, midi et soir aux repas.

6. Draineur : URODRAINE

Présentation : **:** flacon de 250 millilitres.

Conseil d'utilisation : 1 ou 2 mesures de 15 ml pour 1,5 litre d'eau ou de boisson light à boire dans la journée.

7. ***Sachets de préparation hyperprotidique*** **Spoonlight**

Présentation : sachets de 24 grammes en boîte de 7.

8. Pâtes hyperprotidiques complément nutritionnel : PASTA SUN

Présentation : boîte de 15 sachets de 100 grammes.

9. Complément nutritionnel "ménopause" : MÉNOESTRO

Présentation : pot de 90 gélules dosées à 200 milligrammes.

Conseil d'utilisation : 3 à 6 gélules par jour au cours des repas.

10. Coupe appétit : XHOBASPOON

Présentation : pot de 30 gélules dosées à 300 milligrammes.

Conseil d'utilisation : 1 à 2 gélules le matin après le petit déjeuner.

11. Les basiques du Manoir

12. " Sun Papaya Q10 anti-âge face cream "

13. " Sun Papaya Q10 anti-âge body cream "

14. " Black is Wonderful "

15. Bonbons sans sucre à l'isomalt : BONBONS HALTER

16. Huile de perilla

Présentation : pot de 30 capsules dosées à 500 milligrammes.

Conseil d'utilisation : 1 capsule au repas de midi.

17. Huile de saumon : NOLIP

Présentation : pot de 120 capsules dosées à 500 milligrammes.

Conseil d'utilisation : 2 capsules le matin.

18. Sun Papaya Q 10

Anti-âge naturel aux 7 antioxydants : Sun Papaya Q10

Présentation : boîte de 30 sachets + 30 gélules

Conseil d'utilisation : 1 sachet + 1 gélule le matin au petit déjeuner.

Table des matières

Achevé d'imprimer par l'Imprimerie Moderne de Bayeux
ZI, 7, rue de la Résistance, 14400 BAYEUX
Précédent dépôt légal : n° 15252 - Septembre 2004
Dépôt légal : n° 17200 - Mai 2005